ULLA ROSENBERGER

Wasser & Steine

EDELSTEINWASSER SELBST HERSTELLEN

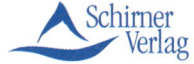

Die Anwendungen in diesem Buch stellen keinen Ersatz für medizinische Behandlungen dar. Ungeachtet der hier erbrachten Sorgfalt, die auf die Erstellung von Abbildungen und Text verwendet wurde, können weder Autor noch Verlag bzw. Herausgeber für eventuelle Fehler und die damit verbundenen Folgen zur Verantwortung im juristischen Sinne gezogen werden. Für die erwähnten Wirkungen und Erfolge kann keine Garantie übernommen werden.

ISBN Printausgabe 978-3-8434-5093-5
ISBN E-Book 978-3-8434-6165-8

Ulla Rosenberger:
Wasser & Steine
Edelsteinwasser selbst herstellen
© 2014 Schirner Verlag,
Darmstadt

Umschlag: Murat Karaçay, Schirner unter Verwendung von #31791939 (womue), #946459 (Marek Kosmal), www.fotolia.de
Satz: Simone Fleck, Schirner
Redaktion: Kerstin Noack, Schirner
Printed by: Ren Medien GmbH, Germany

www.schirner.com

3. Auflage Dezember 2015

Alle Rechte der Verbreitung, auch durch Funk, Fernsehen und sonstige Kommunikationsmittel, fotomechanische oder vertonte Wiedergabe sowie des auszugsweisen Nachdrucks vorbehalten

Inhalt

Vorwort 5
Einführung 6
Welches Wasser nehme ich? 16
Aufbewahrung und Transport des
Heilsteinwassers 18
Welche Steine verwende ich? 19
Herstellung und Einwirkzeit 29
Haltbarkeit des Edelsteinwassers 31
Wie lange ist ein Stein einsatzbereit? 32
Reinigung der Wassersteine 34
Auf- und Entladung 35
Weitere Methoden, um Edelsteinwasser
herzustellen 37
Möglichkeiten der Nutzung von
Edelsteinwasser 39
Herstellung weiterer Produkte
mit Edelsteinen 41
Wie wirken Edelsteinwasser? 43
Trinkwasser oder Heilwasser? 45
Grundmischung 47
34 individuelle Mischungen 48
Literatur 110
Über die Autorin 111
Bildnachweis 112

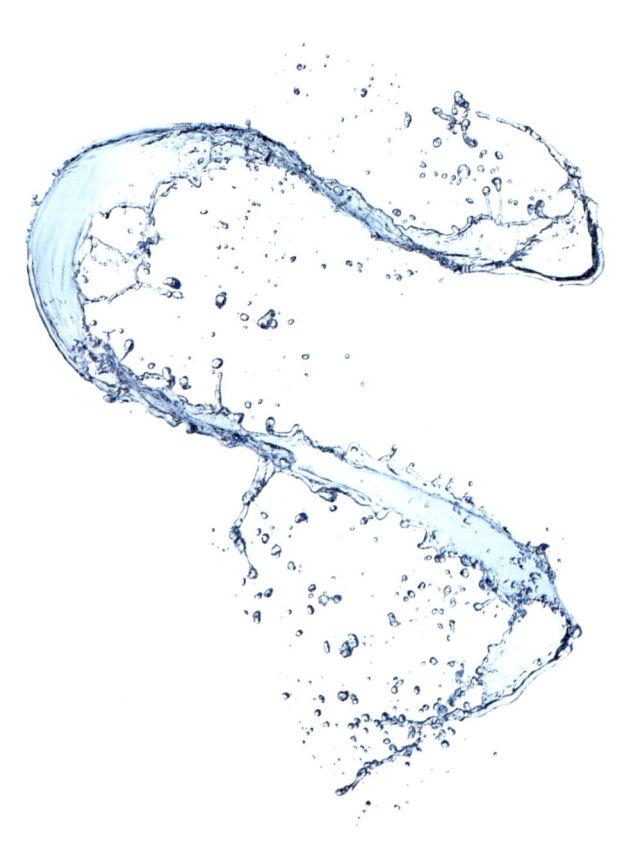

Vorwort

Die Aufbereitung von Trinkwasser mit Edelsteinen ist seit Jahrhunderten bekannt und wird inzwischen von immer mehr Menschen genutzt. Doch wie findet man sich in der Flut von Informationen über das richtige Ansetzen und Anwenden zurecht – vor allem, wenn die Vorgehensweisen so unterschiedlich sind? Glaubt man denen, die salopp vom eigenen Gefühl für den richtigen Stein sprechen und die Aufbereitung mit einfachem Leitungswasser für ausreichend halten? Oder sollte man sich vorher in das sehr umfangreiche Studium der Edelsteine und ihrer Heilwirkungen vertiefen und den Einsatz hoch komplizierter Wasseraufbereitungstechnik in Erwägung ziehen?

Ich möchte Ihnen in diesem Buch helfen, einen Mittelweg zu finden, und zeige Ihnen, wie Sie die Herstellung von Edelsteinwasser problemlos in Ihr tägliches Leben integrieren können und welche Regeln dabei im Besonderen zu beachten sind.

Einführung

Der Geist in allen Dingen

Der Atem der Welt, das kosmische Prinzip, Gott … es gibt tausend Worte für das, was Menschen aller Völkergruppen beschreiben: die Vielfalt und Genialität der Schöpfung sowie die faszinierende Schönheit und Intelligenz, die darin wirkt. Selbst die nüchtern und sachlich argumentierenden Wissenschaftler können zwar die Vorgänge erklären, nicht aber den Baumeister benennen, der das Wundervolle geschaffen hat. Dabei müssten – gemessen an den »Wundern«, welche sie für die Welt sichtbar machen – gerade Wissenschaftler diejenigen mit den größten spirituellen Erkenntnissen sein. Schon im 17. Jahrhundert entdeckte Niels Stensen, dass bei Quarzkristallen unterschiedlicher Gestalt immer gleiche Winkel auftreten, was auf einen »Bauplan« der Kristalle hindeutete. Im Jahre 1912 hat der deutsche Physiker Max von Laue die bahnbrechende, mit dem Nobelpreis gewürdigte Entdeckung der Beugung von Röntgenstrahlen in Kristallen – und somit das Wesen der Kristalle – sichtbar gemacht.

Damit war erwiesen, dass sich die kleinsten Elementarteilchen (Atome, Ionen, Moleküle) in einer klaren Ordnung aneinandersetzen, die Millionen Mal vervielfacht das Kristallgitter ergibt. Jedes beteiligte Element hat dabei sein eigenes Grundmuster, bringt also eigene Pläne für seinen Aufbau mit. Gleiches gilt für alle Faktoren und Prozesse, die an der Entstehung eines Edelsteins beteiligt sind, wie Hitze, Druck und Abkühlungsdauer. In unübertroffener Zusammenarbeit fügen sich all diese Pläne ineinander und zeigen bei ähnlichen Verhältnissen wiederkehrende Strukturen. Weichen die Verhältnisse nur geringfügig voneinander ab, verändert sich das Endprodukt. Das Bild eines Orchesters, das mit derselben Musikerbesetzung immer neue Symphonien spielt, ist nicht ausreichend, um ein Universum zu erklären. Und jedes Mineral hat sein eigenes Universum.

Man könnte von Laues Entdeckung auch als Beleg für die Richtigkeit des viel älteren Wissens der Schamanen und Heilkundigen verstehen, die genau diese Ordnung der Kristalle seit jeher zum Heilen einsetzen.

Tanz der Atome

Eines der größten Geheimnisse der Natur liegt in der Wiederkehr bestimmter Ordnungen, nach denen sie »ihre Dinge« erschafft. Es ist, als tanzten die Atome zu einer kosmischen Musik. Die daraus entstehenden Muster folgen den Regeln des Goldenen Schnitts, der nicht nur Maßstab für die Schönheit der Dinge, sondern auch Garant für die Beständigkeit und Vielseitigkeit der natürlichen Erscheinungsformen ist.

Die Ähnlichkeit und Verwandtschaft der Formen in der Natur ist auffällig. Man findet sie in Kristallstrukturen, im Pflanzenwachstum sowie bei Wachstumsmustern im Tierreich (z.B. Schneckenhaus). Selbst Wasser, das mit verschiedenen Frequenzen beschallt wird, ist ein gutes Beispiel für dieses Phänomen.

Die folgenden Bilder zeigen die Ausbildung einer sechsteiligen sowie einer spiralförmigen Anordnung in ganz unterschiedlichen Bereichen.

Sechsteilige Anordnung

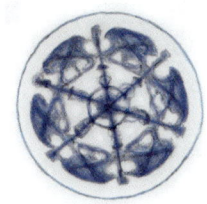
Wasser: 6er Struktur einer stehenden Welle bei 20,1 Hertz.

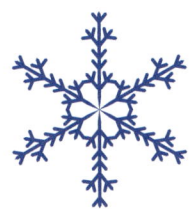
Eiskristall

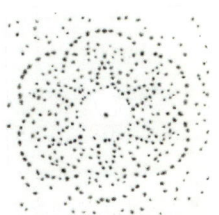
VON-LAUE-Aufnahme eines Beryllkristalls (Zeichnung)

Spiralförmige Anordnung

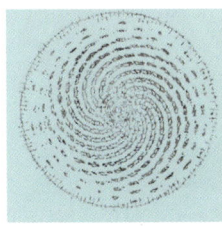
Wasser: Spiralstruktur bei 102,528 Hertz

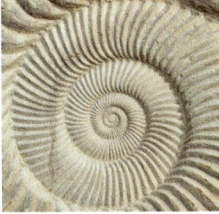
Ammonit

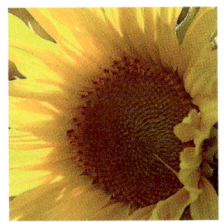
Sonnenblume

Zusammenfassendes über Wasser

Wasser ist der Urquell des Lebens. Ohne Wasser würde kein Organismus auf der Erde existieren. Das Wasser selbst gleicht mit seinen unterschiedlichen Aggregatzuständen einem eigenen Organismus, denn es wandelt sich von fest, flüssig bis gasförmig. Mit seinen physikalischen Eigenschaften ist es mit keinem anderen Element vergleichbar. Seine größte Dichte liegt bei ca. 4° Celsius.

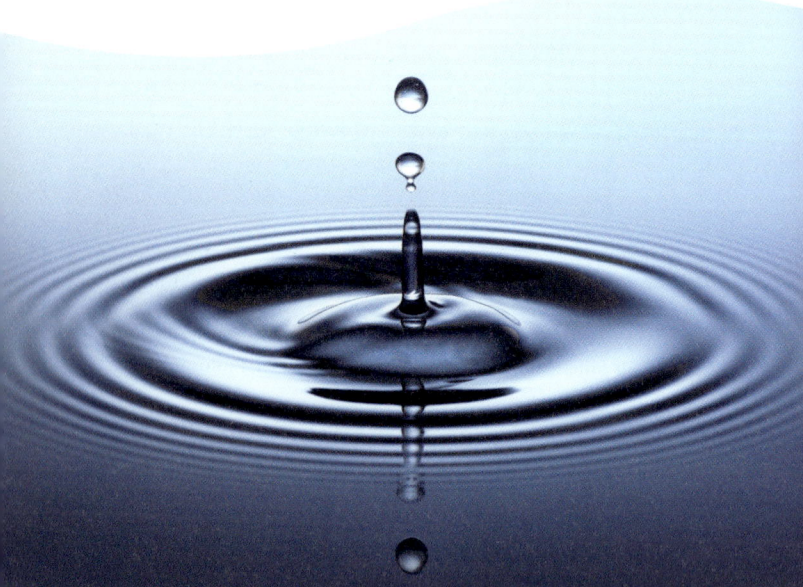

Es ist in der Lage, andere Stoffe in sich zu lösen sowie Schwingungen (Informationen) aufzunehmen und wieder abzugeben. Wasser versorgt uns einerseits mit Flüssigkeit und Mineralien und transportiert andererseits Schlacken und Giftstoffe aus dem Körper. Es ist Datenträger, Kurier und Reiniger in einem. Es ist das, woraus wir zum größten Teil bestehen. Wir alle sollten uns jeden Tag bewusst machen, dass es – nicht nur für uns Menschen – das wichtigste Lebensmittel ist. Wenn wir respektvoll damit umgehen, indem wir beispielsweise unseren Verbrauch kontrollieren und umweltschonende, biologisch abbaubare Reinigungsstoffe verwenden, tun wir bereits viel für die Verbesserung unseres Trinkwassers und somit für unsere eigene Gesundheit.

»Das Prinzip aller Dinge ist Wasser, aus Wasser ist alles, und ins Wasser kehrt alles zurück«
Thales von Milet (um 624-546 v. Chr.) griechischer Philosoph und Mathematiker.

Zusammenfassendes über Steine

So »quirlig«, so beweglich das Wasser ist, so statisch und ruhig zeigt sich die Welt der Mineralien. Dabei sind Steine zusammen mit dem Wasser die ältesten Naturprodukte der Erde. Interessant ist auch, dass gerade das Wasser in der Entstehungsgeschichte der Kristalle eine ganz bedeutende Rolle spielt, denn ein erheblicher Teil der uns heute bekannten Edelsteine hat sich in einer wässrigen Lösung (in Verbindung mit hohem Druck und großer Hitze) gebildet.

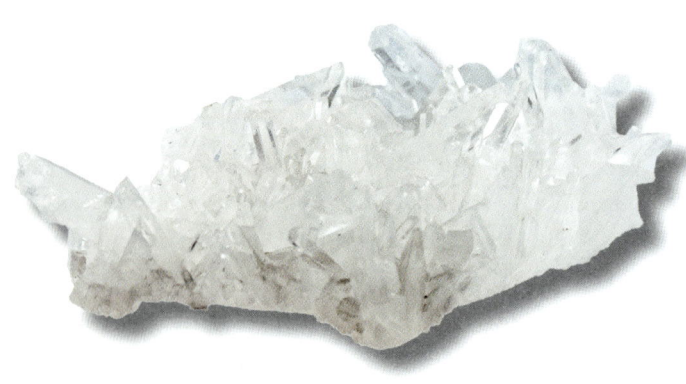

Neben den Mineralien, also den »Werkstoffen« der Edelsteine, sind somit auch die Art und die Dauer ihrer Entstehung wichtig für ihr Erscheinungsbild und für ihre Fähigkeit, Informationen weiterzugeben.

Kurz gesagt: Edelsteine sind keine tote Materie, sondern natürliche Produkte, die über ihren Informationsgehalt mit uns in Verbindung treten und damit für uns von großem Nutzen sind.

Das Wissen um die heilende Kraft der Edelsteine ist in allen Kulturen der Erde bekannt und wird in ihnen bis heute eingesetzt. So nutzten die Indianerstämme Nordamerikas beispielsweise den Heliotrop (helios bedeutet »Sonne«, trop meint med. »wirkend auf«), um seine »sonnige Energie« auf den Menschen zu übertragen. Ein anderes Beispiel ist der Hämatit (häma bedeutet »Blut«), der bis vor zweihundert Jahren auch hierzulande in pulverisierter Form gegen Anämie verabreicht wurde.

Seit etwa dreißig Jahren erreicht dieses Wissen immer mehr Menschen, vor allem in den Industrienationen, wo es mit dem Aufkommen der Schulmedizin in Vergessenheit geraten war. Umfangreiche Tests und wissenschaftliche Auswertungen bringen ständig neue Erkenntnisse über die Kraft der Steine. Die Steinheilkunde kommt seit einiger Zeit sogar bei Heilpraktikern und Ärzten zur Anwendung.

Inzwischen boomt das Geschäft mit den schönen Steinen. Doch es ist ratsam, beim Kauf eines Edelsteins darauf zu achten, dass er naturbelassen ist, also weder chemisch noch in anderer Weise »geschönt« wurde.

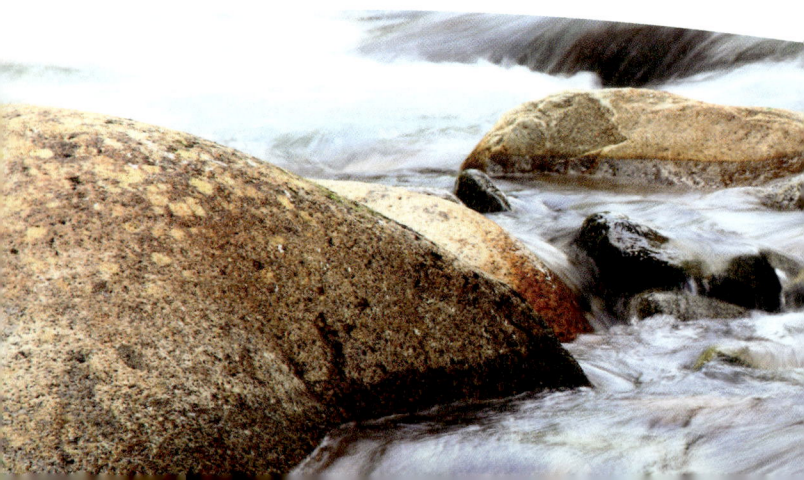

Wasser und Steine — eine Verbindung von Urkräften

Die Verbindung der Kräfte von Wasser und Edelsteinen wurde hierzulande von Hildegard von Bingen erstmals detailliert beschrieben. Die Möglichkeit, Trinkwasser mit Steinen energetisch aufzubereiten, wird aber auch von Einzelnen, die noch nie von der Klosterfrau gehört haben, und in jeder Generation immer wieder neu entdeckt. Überall dort, wo die Menschen sich intensiv mit Edelsteinen beschäftigen, sie bei sich tragen und ihre Kraft spüren, entwickelt sich der Wunsch, die Wirkung dieser edlen Naturwunder auf noch direktere Art zu erfahren. Was liegt dann näher, als sie ins Trinkwasser zu legen?

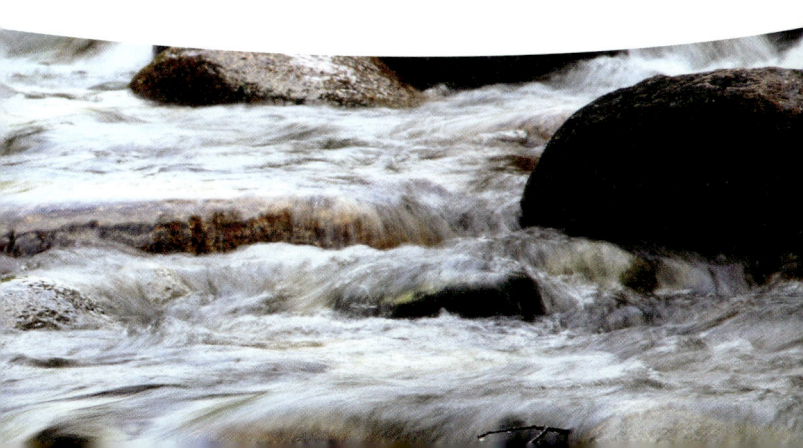

Welches Wasser nehme ich?

Oft ist mit dieser Frage gemeint, ob Leitungswasser ausreicht. Es ist möglich, mit normalem Leitungswasser ein Steinwasser anzusetzen. Allerdings liegt der einzige Vorteil dieses Wassers darin, dass es schnell zur Hand ist. Durch die chemischen Reinigungsverfahren in den Wasserwerken und durch das Fließen in den Leitungen ist dieses Wasser mit Informationen gesättigt und manchmal auch mit Schadstoffen kontaminiert, die die Übertragungsfähigkeit der Steine beeinträchtigen und Informationen überlagern können.

Bei der Aufbereitung mit einem »guten« Wasser haben Sie die Gewähr, dass es sauber und »leer« ist. Damit erhalten Sie die reine und volle Information der Steine.

Gutes Wasser hat eine viel höhere Aufnahmekapazität. Zudem wirken keine störenden Schwingungen. Vielleicht haben Sie zu Hause eine Osmose-Anlage oder andere Möglichkeiten, das Wasser zu verbessern (z.B. Zeolith, Aktivkohlefilter). Andernfalls empfiehlt sich ein Wasser ohne Kohlensäure aus der Glasflasche. Es lohnt sich, hier mehrere Produkte zu testen. Mineralstoffarmes Wasser gilt als beste Basis für das Einlegen von Heilsteinen. Lassen Sie sich aber ruhig von Ihrem Gefühl leiten und auch den eigenen Geschmack entscheiden, um das Richtige für sich zu wählen.

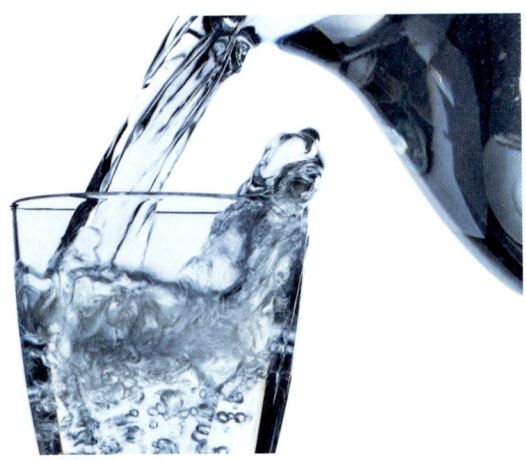

Aufbewahrung und Transport des Heilsteinwassers

Am besten eignet sich eine Glaskaraffe mit 1 oder 1,5 Liter Fassungsvermögen. Bei Steingut sollten Sie darauf achten, dass die Glasur im Krug keine Risse aufweist. Metall- oder Plastikflaschen sollten Sie vermeiden. Für den Standort der Karaffe wählen Sie einen gut zugänglichen, aber vor zu viel Tageslicht und Wärme (Algenbildung, Verkeimung) geschützten Platz.

Für unterwegs sind ebenfalls Glasflaschen am besten geeignet.

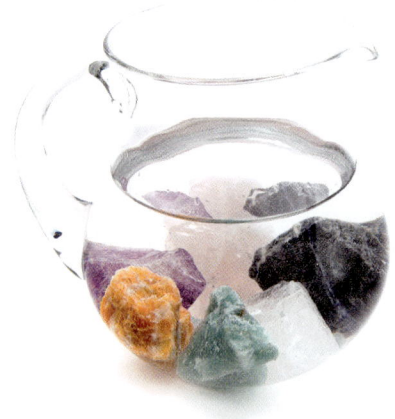

Welche Steine verwende ich?

Wie bei allen Produkten aus der Natur gibt es auch bei Edelsteinen Unterschiede bezüglich ihrer Nutzbarkeit. Es gibt Steine, die aufgrund ihrer chemischen Zusammensetzung und ihrer Beschaffenheit sehr gut geeignet sind, Steine, die nur kurz ins Wasser gelegt werden dürfen, sowie Steine, die vermieden werden sollten, oder auf keinen Fall benutzt werden dürfen.

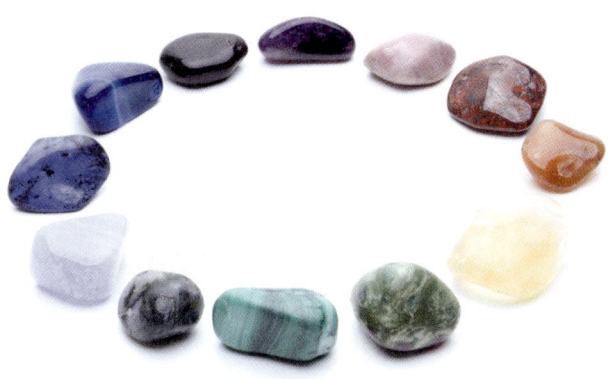

Geeignete Edelsteine

Die Edelsteine in der folgenden Tabelle können Sie ohne Bedenken für die Aufbereitung Ihres Trinkwassers nutzen. Allerdings gibt es große Unterschiede bezüglich ihrer Wirkintensität. Beim Mischen sollten Sie beachten, sehr stark wirkende Edelsteine entsprechend sparsamer zu verwenden, weil diese die Wirkung der anderen Steine überlagern können. Beim Diamanten z.B. genügt ein weizenkorngroßes Rohstück für 1 Liter Wasser, beim Rosenquarz benötigen Sie wesentlich mehr. Darüber hinaus spielt auch die Qualität der einzelnen Steine eine Rolle. Klare oder farbintensive Steine wirken in der Regel stärker als trübe oder blasse. Auch Muttergestein beeinträchtigt die gewünschte Wirkung. Achten Sie deshalb auf eine gute Qualität der Ware.

In der Spalte Mineral der nachfolgenden Tabelle finden Sie alle Edelsteine, die Sie ohne Bedenken ins Trinkwasser geben können (die Angaben beziehen sich auf die klassische, in diesem Buch beschriebene Steinwasserherstellung durch Einlegen der Steine in

Trinkwasser. Andere Herstellungsmethoden sind nicht berücksichtigt).

Eventuelle Besonderheiten zum jeweiligen Mineral finden Sie bei den Mischungen ab Seite 48.

Die Angaben in der Spalte Verfügbarkeit richten sich nicht nach der Häufigkeit des Vorkommens eines Minerals in der Natur, sondern nach der Angebotslage in den Mineralienhandlungen sowie danach, ob Sie dort die für Ihr Wasser geeigneten Qualitäten erhalten.

Der Wirkungsgrad unterscheidet zwischen Heilsteinen von sanfter, mittlerer und intensiver Wirkkraft. Da besonders gute Qualitäten stärker wirken können, sind bei einigen Steinen zwei Grade angegeben.

Bei den Mengenangaben in der Tabelle ist die maximale Menge eines Minerals angegeben (bei dieser Menge ist das Wasser gesättigt). Bei Mischungen mit drei oder vier Steinsorten sollte die Menge jeder Sorte zurückgenommen werden, damit die

Gesamtmenge der Steine zwischen 250 bis maximal 400 Gramm pro Liter Wasser eingehalten wird. Dies gilt für Mischungen mit Steinen von sanfter bis mittlerer Wirkung. Bei intensiv wirkenden Steinen nehmen Sie entsprechend weniger.

(Die Zugabe von Bergkristall ist bei allen Mengenangaben bereits berücksichtigt — siehe dazu Seite 49.)

Mineral	Verfügbarkeit	Wirkungsgrad/ A-qualität	Menge auf 1 Liter Wasser
Achat (alle Sorten)	gut	sanft	150–250g
Amazonit	gut	sanft/mittel	100–150g
Amethyst	gut	sanft	150–250g
Ametrin	gering	mittel	80–130g
Angelit	gering	sanft/mittel	100–150g
Apatit	gering	mittel	50–100g
Apophyllit	gut	sanft	150–200g
Aquamarin	gut	mittel/intensiv	50–100g
Aragonit	gut	sanft	150–200g
Aventurin	gut	sanft	150–200g
Baumachat	gut	sanft	150–200g
Bergkristall	gut	sanft/mittel	100–250g
Bernstein	gut	mittel	30–70g
Blauquarz	gut	sanft	150–200g

Mineral	Verfügbarkeit	Wirkungsgrad/ A-qualität	Menge auf 1 Liter Wasser
Calcit	gut	sanft	150–250g
Chalcedon	gut	sanft	130–180g
Charoit	gering	mittel	100–150g
Chrysopras	gut	mittel	80–130g
Citrin	gut	mittel	100–150g
Coelestin	gering	mittel	80–130g
Danburit	gering	mittel/intensiv	50–100g
Diamant	gering	sehr intensiv	0,5–2g
Disthen	gering	mittel/intensiv	50–100g
Dolomit	gut	sanft	150–200g
Dumortierit	gut	sanft	150–200g
Eldarit	gut	mittel	100–150g
Epidot	gut	sanft	150–200g
Falkenauge	gut	sanft	150–200g
Feldspat	gering	sanft	150–200g
Feueropal	gering	intensiv	20–70g
Flint	gering	sanft	150–200g
Fluorit	gut	mittel	100–150g
Fossilien	gering	sanft	100–150g
Girasol	gering	mittel/intensiv	80–130g
Granat	gut	intensiv	50–100g
Hämatit	gut	intensiv	50–100g
Heliotrop	gut	sanft/mittel	100–150g
Jade	selten	intensiv	30–80g
Jaspis	gut	sanft	150–200g

Mineral	Verfügbarkeit	Wirkungsgrad/ A-qualität	Menge auf 1 Liter Wasser
Karneol	gut	sanft	150–250g
Koralle	gering	sanft	100–150g
Kunzit	gering	intensiv	30–80g
Labradorit	gut	mittel	100–150g
Lapislazuli	gut	mittel/intensiv	50–100g
Larimar	selten	intensiv	20–70g
Lepidolith	gering	sanft/mittel	100–150g
Magnesit	gut	sanft	150–250g
Marmor	gering	sanft	150–200g
Mondstein	gut	mittel	100–150g
Mookait	gut	sanft	150–200g
Moosachat	gut	sanft/mittel	130–180g
Nephrit	gut	mittel/intensiv	50–100g
Obsidian	gut	mittel/intensiv	50–100g
Onyx	gering	mittel	100–150g
Opal, edel	gering	intensiv	20–50g
Orthoklas	selten	mittel/intensiv	30–80g
Ozeanchalcedon	gering	sanft	130–180g
Peridot	gering	intensiv	30–70g
Picassomarmor	gering	sanft	130–180g
Prasem	gut	sanft	150–200g
Prehnit	gering	mittel	100–150g
Quarzkatzenauge	selten	mittel	80–130g

Mineral	Verfügbarkeit	Wirkungsgrad/ A-qualität	Menge auf 1 Liter Wasser
Rauchquarz	gut	sanft/mittel	150–200g
Rhodochrosit	gering	intensiv	50–100g
Rhodonit	gut	sanft/mittel	130–180g
Rhyolith (Regenwaldjaspis)	gering	sanft	150–200g
Rosenquarz	gut	sanft	150–250g
Rubin	gering	intensiv	30–70g
Rutilquarz	gering	mittel	80–130g
Saphir	selten	intensiv	30–70g
Sarder	selten	mittel	80–130g
Sardonyx	gut	sanft	130–180g
Schneequarz	gut	sanft	150–200g
Schungit	gering	mittel/intensiv	60–120g
Serpentin	gut	sanft	150–200g
Smaragd	gering	intensiv	30–70g
Sodalith	gut	sanft	150–200g
Sonnenstein	gut	mittel/intensiv	50–100g
Spinell	selten	intensiv	10–20g
Tansanit	selten	intensiv	10–20g
Tektit	gut	intensiv	50–100g
Thulit	gering	intensiv	50–100g
Tigerauge	gut	sanft	150–200g
Tigereisen	gut	mittel/intensiv	100–150g
Topas	selten	intensiv	30–70g

Mineral	Verfügbarkeit	Wirkungsgrad/ A-qualität	Menge auf 1 Liter Wasser
Turmalin, farbig	gering	intensiv	50–100g
Verkieseltes Holz	gut	sanft	150–200g
Zoisit	gut	sanft	130–180g

(Die Richtwerte in der Tabelle beziehen sich auf die Herstellungsmethode des Einlegens von Edelsteinen in kaltes Wasser.)

Vermeiden Sie behandelte Edelsteine:

> Gebrannte Edelsteine (gebrannter Citrin): Sie haben nicht die gleiche Wirkung wie naturgefärbte Steine.

> Edelsteine mit Kunstharzbehandlung zum Stabilisieren (poröse Steinsorten), Edelsteine mit Öl- oder Wachsüberzug zur Glättung der Oberfläche sowie eingefärbte Steine (Achat): Abgesehen von der beeinträchtigten Schwingung des Steines können sich mikrofeine Partikel lösen und in Ihr Wasser gelangen. Das Gleiche gilt für geklebte Steine (Dubletten, Tribletten).

> Bestrahlte Edelsteine (Blauer Topas): Sie werden mit Radon bestrahlt und erhalten dadurch negative Informationen, die sie an das Wasser weitergeben.

> Unechte Steine wie Imitationen oder Synthesen weichen aufgrund ihrer völlig anderen Wirkungen komplett von ihren Vorbildern ab und sind deshalb ebenfalls nicht für Ihr Wasser geeignet.

Wählen Sie vorzugsweise rohe Edelsteine von annehmbarer Qualität. Sollten Sie einen gewünschten Stein nicht in dieser Form finden, können Sie auch Trommelsteine verwenden. Lassen Sie sich von Ihrem Mineralienhändler jedoch nur unbehandelte Ware geben.

Bedingt geeignete Edelsteine:

> Alunit, Halit, Selenit, Ulexit können sich teilweise auflösen oder zerfallen. Ein Wasser, das mit einem dieser Steine aufbereitet wurde, ist daher nur für die äußere Anwendung geeignet.
> Bojisteine, Hämatit, Magnetit, Moqui-Marbles und Tigereisen sind stark eisenhaltig und können im Wasser korrodieren. Lassen Sie diese Steine daher maximal zwei Stunden im Wasser, und trocknen Sie sie danach gut ab. Da es sich bei ihnen um stark wirkende Steine handelt, reicht diese Dauer aus.

Ungeeignete und giftige Edelsteine

Wie in vielen Produkten der Natur können auch in Steinen gelegentlich Gifte oder gesundheitsschädigende Stoffe enthalten sein. Die Intensität, aber auch die Löslichkeit dieser Stoffe, sind dabei sehr unterschiedlich.

Diese Steine enthalten gesundheitsschädigende, oder giftige Substanzen und dürfen nicht ins Trinkwasser!

Antimonit, Anglesit, Atacamit, Auripigment, Azurit, Azurit-Malachit, Bleiglanz, Borax, Bournonit, Cerussit, Chalkanthit, Cuprit, Eilat, Eisen-Nickel-Meteorit, Erythrin, Galenit, Gaspeit, Jamesonit, Konichalcit, Krokoit, Kryolith, Lopezit, Olivenit, Malachit, Markasit, Mimetesit, Nickelkies, Proustit, Psilomelan, Pyrit, Pyromorphit, Realgar, Schwefel, Tetraedrit, Vanadinit, Villiaumit, Wulfenit, Zinnober, Zitronenchrysopras

Vorsicht auch bei Steinen, die Sie nicht kennen, denn viele der Edelsteine sind auf ihre Wirkung im Trinkwasser noch nicht ausreichend getestet.

Herstellung und Einwirkzeit

Wenn Sie nun die geeigneten Steine für Ihr Heilwasser erworben haben, waschen Sie diese in einem Sieb unter fließendem Wasser gründlich und sammeln sie anschließend einzeln mit der Hand heraus, damit sich kleine Partikel wie Sand oder Splitter von den Steinen lösen und später nicht in Ihr Wasser gelangen.

Danach bestimmen Sie die Menge der einzelnen Steinsorten. Orientieren Sie sich dabei an den Mengenangaben der Tabelle. Bei kleineren Mengen wird Ihre Mischung entsprechend schwächer. Die Verwendung von Mengen, die die in der Tabelle angegebenen Werte übersteigen, ist allerdings ebenso wenig sinnvoll, denn ab diesen Mengen ist das Wasser »gesättigt« und wird keine weiteren Informationen mehr aufnehmen.

Legen Sie die Edelsteine vorsichtig in die Karaffe und füllen Sie diese mit dem Wasser auf – das schont sie und vermeidet unschöne Gebrauchsspuren.

Übrigens: Aus eigener Erfahrung und durch Bestätigung vieler Anwender weiß ich, dass sich die Wirkung der Steine schneller auf das Wasser überträgt, als dies in manchen Büchern oder dem Internet beschrieben wird. Ähnlich wie bei energetisierenden Symbolen auf Gläsern oder Karaffen hat das Wasser schon nach zwanzig Minuten alle wichtigen Informationen aufgenommen und kann diese an den Anwender weitergeben. Sie müssen also morgens keinesfalls auf Ihr Steinwasser verzichten, sollten Sie am Vorabend einmal vergessen haben, es anzusetzen.

Allerdings vertiefen sich die Informationen, ja, man könnte fast sagen, sie vernetzen sich vielfältiger, wenn die Edelsteine acht Stunden vorher in das Wasser gelegt wurden.

Bedecken Sie die Karaffe mit einer Untertasse, falls Sie keinen Deckel zur Hand haben, damit keine Verunreinigungen hineingeraten können.

Haltbarkeit des Edelsteinwassers

Zur Aufbewahrung stellen Sie die Karaffe in den Kühlschrank oder – falls Ihnen das am nächsten Morgen zu kalt sein sollte – an einen kühlen, von Tageslicht abgeschirmten Ort. Auf diese Weise halten Sie Ihr Wasser optimal frisch.

Sollten Sie einmal »altes« Wasser vom Vortag getrunken haben, können Sie ganz getrost sein, denn Tests haben ergeben, dass Edelsteinwasser tatsächlich mehrere Tage keimfrei bleiben kann, deutlich länger als unbehandeltes Wasser.[1]

---

1 Michael Gienger/Joachim Goebel: Edelsteinwasser. Herstellung, Anwendung, Wirkung. Neue Erde, Saarbrücken, 2006.

Wie lange ist ein Stein einsatzbereit?

Bei einem Steinalter von teilweise mehreren hundert Millionen Jahren wirkt die Frage fast ein wenig vermessen. Die Kraft, die der Edelstein in seinem Kristallgitter trägt, lässt sich nicht einfach so löschen. Was ist also passiert, wenn ein Stein »nicht mehr so wirkt wie am Anfang«?

Am häufigsten liegt es am »Gewöhnungseffekt«. Wenn eine Person den richtigen Stein für die persönlichen Belange oder auch Beschwerden gefunden hat, kann das einem Effekt ähneln, der mit dem Bruch eines Staudamms vergleichbar ist: Schlagartig werden ungeahnte Energien frei, die sich mit Wucht ihren Weg bahnen und dorthin fluten, wohin sie sollen. Doch nach und nach senkt sich der Wasserspiegel hinter dem Damm, das Wasser fließt in seiner natürlichen Weise, bis es seinen »Normzustand« erreicht hat. So ist es auch mit den Energien im Körper. In manchen Fällen kann der Edelstein aber auch »verschmutzen«, das heißt, es bildet sich eine Art negative Aura um ihn – etwa durch Krankheit oder durch die negative Lebensweise seines Trägers –, die in der Lage ist, den Energielevel des Steins herabzusetzen oder völlig zu blockieren. Der Stein wirkt dann oft matter oder dunkler. Sie spüren instinktiv, dass er Ihnen in diesem Zustand nicht mehr helfen kann, wodurch Ihre Aufmerksamkeit für ihn nachlässt. In solchen Momenten »verabschiedet« er sich häufig, indem er Ihnen hinunterfällt und zerbricht oder einfach verschwindet.

Deshalb ist es wichtig, die Edelsteine, mit denen man arbeitet, regelmäßig zu reinigen. Das gilt auch für Wassersteine, die durch langen Einsatz eine Kalkschicht bekommen haben, da ein Teil ihrer Energie blockiert sein könnte.

Im folgenden Abschnitt finden Sie Tipps, wie Sie Ihre Wassersteine reinigen können, um Ihre Freude an ihnen lange Zeit zu erhalten. Sollte eine zufriedenstellende Reinigung nicht mehr möglich sein, geben Sie den Stein zurück in die Natur, beispielsweise in den Garten zu Ihren Lieblingsblumen oder in einen Fluss.

Reinigung der Wassersteine

Meine Empfehlung ist, nur so viel Steinwasser anzusetzen, wie Sie bis zur nächsten Anwendung benötigen. Nach dem Leeren der Karaffe entnehmen Sie die Steine, spülen sie unter fließendem Wasser ab, trocknen sie sorgfältig und bewahren sie an einem trockenen Ort auf, um einer eventuellen Verkeimung der Steine vorzubeugen. Diese Methode ist grundsätzlich auch bei »neuen« Steinen durchzuführen. Bei täglicher Reinigung bleiben die Steine sehr lange einsatzfähig – wahrscheinlich länger, als sie gebraucht werden.

Sollte sich mit der Zeit dennoch ein Belag auf den Steinen absetzen, empfehle ich die Reinigung mit einer Naturbürste.

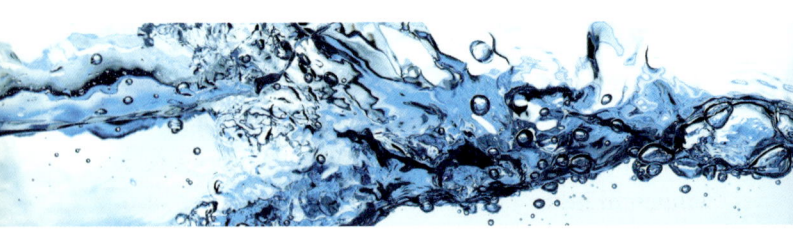

Auf- und Entladung

Edelsteine sind in der Lage, Informationen aufzunehmen und zu speichern. Das kann absichtlich mit einer sanften Programmierung erfolgen, wenn man die Wirkung des Steins beispielsweise verstärken will. Dazu wird der Stein mit einer Affirmation besprochen oder – je nach gewünschter Information – dem Mond- oder Tageslicht ausgesetzt (keine direkte Sonne). Eine weitere Möglichkeit besteht darin, den Stein auf eine Bergkristallgruppe zu legen. Das Aufladen kann bei Wassersteinen jeden Tag wiederholt werden, auf diese Weise werden die Informationen erhalten. Achten Sie dabei darauf, dass der Inhalt der jeweiligen Information zu dem Edelstein passt (Roter Jaspis mit Kraftaffirmation, Mondstein ins Mondlicht, Heliotrop ins Tageslicht usw.).

Ungewollte Programmierungen vollziehen sich in der Regel bei Steinen, die direkt am Körper getragen werden. Sie nehmen die Schwingungen ihres Trägers auf und sind dadurch in ihrer Wirkungsweise eingeschränkt oder gar mit negativen Informationen »verschmutzt«. Bevor der Stein weitere Verwendung findet, sollte er von diesen befreit werden. Das Waschen unter fließendem Wasser ist eine der besten Methoden und kommt als erste zum Einsatz. Eine intensive Reinigung und Entladung nehmen Sie auch mit Ihren neu gekauften Wassersteinen vor, denn Sie wissen nicht, durch wie viele Hände sie schon gegangen sind. Diese erste, gründliche Reinigung und Entladung reicht in der Regel aus. Bei sehr starken Belastungen können Sie den Stein nach dem Waschen für einige Tage in eine Druse legen oder in Heilerde betten.

Da sich Edelsteine, die ausschließlich für das Energetisieren von Wasser genutzt werden, hauptsächlich in diesem reinigenden, neutralen Element befinden, besteht keine Gefahr einer ungewollten Informationsauflagung.

Weitere Methoden, um Edelsteinwasser herzustellen

Edelsteine ins Wasser zu legen, ist bei den Anwendern die bevorzugte Aufbereitungsmethode, weil sie so vielseitig und variabel und dabei gleichzeitig sehr einfach in der Handhabung ist. Darüber hinaus ist sie sehr preisgünstig. Dennoch möchte ich Ihnen hier kurz einige andere, gängige Methoden vorstellen.

Bekannt sind zum Beispiel die »Vita Juwel«-Glasstäbe, in denen die Edelsteine in Wasser eingelegt sind. Die Stäbe sind nicht nur formschön, sondern auch äußerst praktisch, da sie leicht zu reinigen und sofort wieder einsetzbar sind. Es gibt sie inzwischen mit einer Vielzahl von Mischungen.

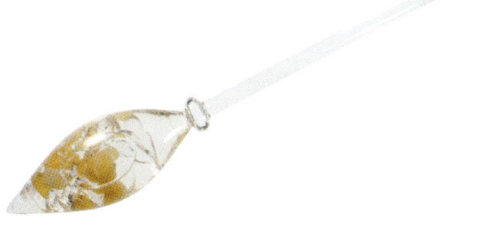

Eine ähnliche Funktionsweise hat die Reagenzglasmethode. Hierbei legen Sie Ihre Edelsteine in ein Reagenzglas und stellen dieses ins Wasser. Die Aufnahme der Steininformation dauert hierbei länger als beim direkten Einlegen ins Wasser. Diese Methode bietet den Vorteil, dass Sie auch Steine nutzen können, die nicht direkt ins Wasser gelegt werden dürfen.

Das Gleiche gilt für das Einleiten mittels Bergkristall. Bei dieser Methode wird eine Bergkristallspitze (mit der Spitze zum Wasser) zwischen das Wassergefäß und den gewünschten Stein gelegt. Der Bergkristall leitet nun die Energie des Steins in das Wasser. Auch bei dieser Methode dauert die Energetisierung länger als beim Einlegen.

Für die Wasserdampfmethode legen Sie zwei Holzstäbe (Essstäbchen) parallel über den Rand eines mit Wasser gefüllten Kochtopfes und platzieren darauf ihren gereinigten Edelstein. Nun lassen Sie das Wasser 30 Minuten kochen. Der Dampf kondensiert am Stein und tropft zurück in den Topf. Nach dem Abkühlen können Sie Ihr Heilsteinwasser sofort nutzen.

Möglichkeiten der Nutzung von Edelsteinwasser

Energetisierte Bäder sind inzwischen sehr beliebt. Um eine gute Wirkung zu erzielen, sollte das Kristallwasser sehr intensiv sein. Bereiten Sie zu diesem Zweck Wasser mit der maximal angegebenen Menge an Edelsteinen in gewohnter Weise auf, und lassen Sie es vor dem Gebrauch 10 bis 24 Stunden ziehen. Nach dem Füllen der Wanne geben Sie Ihr Heilsteinwasser zum Badewasser. Diese Methode eignet sich besonders zur Entspannung, Beruhigung, Belebung, aber auch bei einer Erkältung.

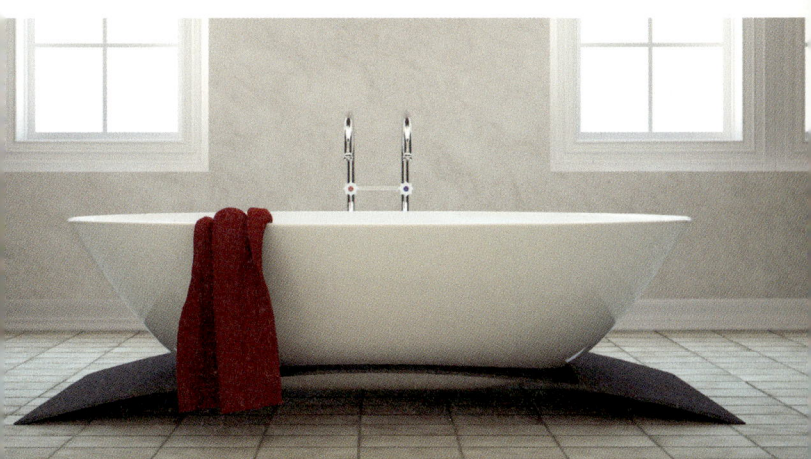

Auch Umschläge sind eine Wohltat und wirken direkt. Dazu nehmen Sie ein sauberes Baumwolltuch, tränken es mit dem Edelsteinwasser und wickeln es um die entsprechende Stelle des Körpers. Wiederholen Sie diese Prozedur drei- bis viermal innerhalb einer Stunde. Sie ist besonders empfehlenswert bei Kopfschmerzen, Fieber, Muskelverspannungen oder Sonnenbrand.

Edelsteinwasser eignet sich auch als Raumspray zur Klärung des Raumklimas. Dazu setzen Sie ein Wasser von hoher Intensität (siehe Badewasser) an und füllen es in eine handelsübliche Sprühflasche. Ein solches Spray neutralisiert den Raum vor allem bei energetischen Verunreinigungen, die durch schlechte Stimmung (»dicke Luft«) sowie durch Mangel an Schutz entstehen können.

Herstellung weiterer Produkte mit Edelsteinen

Um die Kraft der Steine zu nutzen gibt es natürlich noch viele andere Möglichkeiten. Hier möchte ich kurz drei der häufigsten Verfahren vorstellen. Für die Auswahl der Steine, deren Reinigung und alle weiteren Maßnahmen gelten dieselben Regeln wie für das Heilsteinwasser.

Die Edelsteinessenz: Sie bereiten mit bestem Wasser und Edelsteinen von reiner Qualität ein starkes Kristallwasser zu und stellen es acht Stunden an einen Kraftort, in Tages- oder Mondlicht oder auf positive Symbole, je nachdem, welche Energie Sie noch darin bündeln möchten. Anschließend befüllen Sie damit eine gereinigte Glasflasche zu 2/3 und füllen sie mit Weinbrand oder Melissengeist auf. Verschließen Sie sie gut. Sie können auch einen der Steine mit in die Flasche geben. Er bleibt so lange darin, bis die Essenz aufgebraucht ist. Edelsteinessenzen sind lange haltbar und eignen sich zum Einnehmen sowie für die äußere Anwendung. Sie sind besonders praktisch, wenn Sie viel unterwegs oder auf Reisen sind.

Öl mit Edelsteinen: Geben Sie in 200 ml naturreines Jojoba-Öl etwa ein Viertel der Steinmenge hinein, die für einen Liter Wasser nötig wäre (vorzugsweise kleine Stücke) und lassen Sie es wenigstens 24 Stunden stehen. Danach können Sie die Steine entnehmen oder auch bis zum Aufbrauchen des Öls darin belassen. Das Öl ist gut zur Hautpflege oder bei Verletzungen geeignet.

Salbe mit Edelsteinenergie: Wählen Sie eine neutrale Creme (50 ml) ohne Zusätze, und geben Sie 20 Tropfen Edelsteinöl hinein. Mischen Sie die Salbe dabei gut, um die Emulsion zu halten. Sie eignet sich bei Hautproblemen, bei Verletzungen, aber auch bei Muskelkater oder Prellungen. Tipp: Reiben Sie die Salbe mit einem gut polierten Bergkristallscheibenstein sanft in die Haut ein.

Wie wirken Edelsteinwasser?

Ein Edelstein wirkt über seine Schwingungen, die nicht nur den Körper ansprechen, sondern auch die Verstandes- und die Gemütsebene erfassen. Diese Schwingungen korrespondieren mit unseren eigenen und scheinen sie in positiver Weise zu stimulieren. So können Körper und Geist gleichermaßen für unsere Gesundheit arbeiten. Im Gegensatz zu Medikamenten, die an einer Stelle des Körpers einen zeitlich begrenzten Wirkstoff freigeben, ist die Wirkung der Edelsteine ein Prozess, der die Selbstheilungskräfte des Menschen anregt oder gar freisetzt.

Jeder Stein hat seine charakteristischen Schwingungen, mit denen er seine Informationen transportiert.

Wie ist es dann möglich, dass bei drei oder vier unterschiedlichen Steinen eine ganz bestimmte Eigenschaft, die sie gemein haben, besonders hervortritt, wenn sie zusammen ins Wasser gelegt werden? Es funktioniert ähnlich wie bei durchscheinenden Folienbildern, auf denen jeweils verschiedene sowie gleiche Strukturen zu sehen sind. Alle gleichen Strukturen ergeben beim Übereinanderlegen der Bilder eine immer deutlicher hervortretende Gesamtinformation, während die Bildsegmente, die sich unterscheiden, in den Hintergrund rücken. Angenommen, Sie haben drei Steine, bei denen ein Faktor wie z.B. die Stärkung der Muskeln zusammentrifft. Hier werden die Steine in ihrem Zusammenspiel diesen Faktor in der Wirkung hervorheben, ihn komplettieren.

Die einzelnen für Sie wichtigen Informationen der Steine sind in Ihrer Wassermischung somit zu einer eigenen, homogenen Gesamtinformation verschmolzen.

Sie finden bei den Mischungen ab Seite 47 hinter jedem Stein in kurzen Worten den Faktor seines Wirkspektrums, der in dieser Verbindung hervortritt.

Trinkwasser oder Heilwasser?

Jedes Wasser, dessen Wirkung in eine bestimmte Richtung zielt, ist letztendlich ein Heilwasser. Sie können sich vorstellen, dass sensible Menschen selbst auf Mischungen mit sanft wirkenden Steinen stark reagieren können, wenn eine gemeinsame Eigenschaft hervorgehoben wird. Daher empfehle ich, eine neue Mischung vorsichtig zu testen, indem Sie über eine gewisse Zeit alle 20 Minuten ein halbes Glas davon trinken und anschließend Ihre körperlichen Reaktionen beobachten. Ist innerhalb von ein bis zwei Stunden eine deutliche Wirkung spürbar, sollte die Mischung nur gut dosiert genutzt werden, denn sie stellt für Sie ein Heilwasser dar.

Als tägliche, leichte Trinkwassermischung mit sanftem Wirkeffekt müsste die Zusammensetzung deutlich abgeschwächt oder müssten allzu intensive Edelsteine daraus entfernt werden.

Im Falle, dass ein Heilwasser ausdrücklich gewünscht ist, kann Ihr Edelsteinwasser mit anderen Mengenverhältnissen (Mischungsinhalt auf ½ Liter Wasser), längerer Einwirkungszeit (mind. 24 Stunden) oder intensiver wirkenden Edelsteinen verstärkt werden. Achten Sie auf eine gut dosierte Einnahme.

In einem Mehrpersonenhaushalt ist es ratsam, für das gemeinsame Trinkwasser allgemein wirkende Steine zu wählen. Dazu ist die Grundmischung hervorragend geeignet.

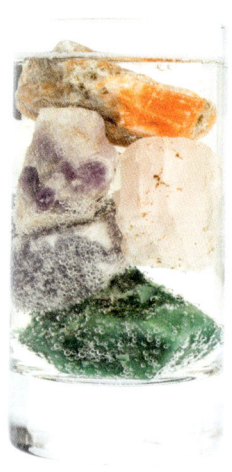

Grundmischung

Heilkundige, die mit Pflanzen arbeiten, berichten unisono, dass die Pflanze, die wir am häufigsten brauchen, meist an unserem Wegrand steht. In meiner Arbeit mit den Steinen ist mir aufgefallen, dass dies auch für das Mineralreich gilt. Amethyst, Bergkristall und Rosenquarz finden wir fast auf der ganzen Welt in vergleichsweise großen Mengen. Ihre sanfte, aber vielschichtige und umfassende Wirknatur macht sie so geeignet für unser tägliches Wasser. Seine Qualität verbessert sich und es bekommt einen höheren Energielevel, der alle Ebenen im menschlichen Körper anspricht.

Amethyst: Für die geistige und für die Verstandesebene
Bergkristall: Für alle körperlichen Ebenen
Rosenquarz: Für Gefühlswelt und Seele

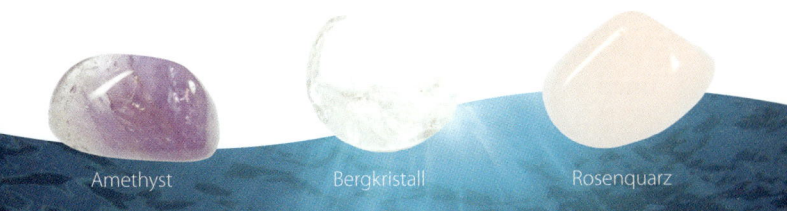

Amethyst   Bergkristall   Rosenquarz

34 individuelle Mischungen

In der folgenden Übersicht finden Sie 34 verschiedene Gesundheitsthemen und die dazu passenden Edelsteine, die Sie für Ihr Edelsteinwasser nutzen können. Diese Edelsteine sind eine Auswahl, das heißt, Sie nehmen nicht alle aufgelisteten Steine, sondern wählen drei bis maximal fünf davon für Ihren persönlichen Bedarf aus, wobei Sie sich von Ihrer Intuition oder von den Kurzbeschreibungen leiten lassen können, die neben jedem Stein stehen. Wenn Sie nur wenige Steine auswählen, erhalten Sie einen übersichtlichen Querschnitt für die Wirkung des Wassers. Gleichzeitig halten Sie sich die Option offen, ein paar Steinsorten durch andere passende auszutauschen, vor allem dann, wenn Sie bei längerer Anwendung der Mischung eine Gewöhnung bemerken.

Durch den Austausch einer oder zwei Steinsorten können Sie auch leichte Veränderungen herbeiführen, die dem Ausgangspaket eine gewisse Flexibilität geben.

1. Beispiel: In Ihrer »Energie und Vitalität«-Mischung befinden sich Bergkristall, Karneol, roter Jaspis und Tigereisen. Nach ein paar Tagen hat sich ein guter Energielevel eingependelt, Sie wollen diesem nun eine leichte beschwingte Note geben. Deshalb tauschen Sie Tigereisen und roten Jaspis gegen Danburit und Rhodochrosit.

2. Beispiel: Sie kämpfen mit einem grippalen Infekt und lindern ihre Beschwerden mit einer »Atemwege«-Mischung aus Blauquarz, Chalcedon und Smaragd. Nach den ersten zwei Tagen entnehmen Sie Blauquarz und Chalcedon und legen dafür Moosachat und Koralle ins Wasser, um Ihre Lungen und Bronchien zu schützen.

Hinweis: Der Bergkristall, den Sie jeder Mischung als Verstärker hinzufügen können, ist nur aufgeführt, wo er mit seinen spezifischen Informationen einen wichtigen Beitrag zu der beschriebenen Mischung leistet.

1 Allergien mildern

Allergien können verschiedene Erscheinungsformen annehmen.

Diese wunderbare Mischung unterstützt Sie dabei, mit Ihrer Allergie besser fertig zu werden. Sie lindert die Beschwerden und beleuchtet die Auslöser Ihrer Allergie. Sie können alle vier Steine im gleichen Verhältnis ins Wasser bringen oder die Steine wählen, die für Sie relevant sind.

Apophyllit: bei allergiebedingten Erkrankungen der Atemwege
Aquamarin: gegen Heuschnupfen und andere Allergien
Aventurin: bei Hautausschlag
Fluorit: zum Erkennen der Hintergründe von Allergien

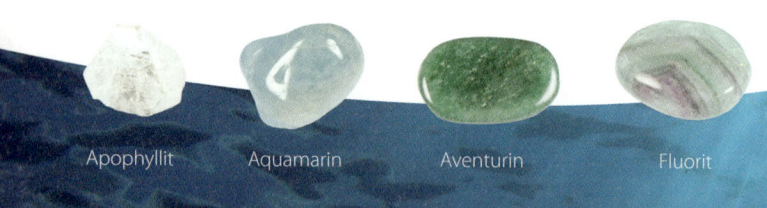

Apophyllit　　Aquamarin　　Aventurin　　Fluorit

2 Ängste bewältigen, Vertrauen gewinnen

Jeder Mensch hat Ängste. Dabei sollte man meinen, dass es in einer Welt wie unserer, in der Sicherheit einen derart hohen Stellenwert besitzt und die Menschen vor allen eventuellen Gefahren gewarnt oder von ihnen abgeschottet werden, kaum noch Ängste gibt. Das Gegenteil ist der Fall! Die folgenden Steine können helfen, mit Ängsten fertig zu werden. Dadurch erhöht sich die Lebensqualität um ein Vielfaches.

Apophyllit: gegen Unsicherheit und Beklemmungen
Dumortierit: hilft, Lebensängste hinter sich zu lassen
Moosachat: löst tief sitzende Ängste
Obsidian: löst Ängste und Traumata
Sonnenstein: schenkt Mut und Zuversicht

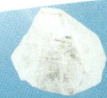
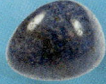
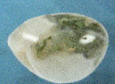
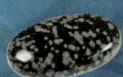
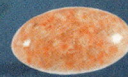

Apophyllit   Dumortierit   Moosachat   Obsidian   Sonnenstein

3 Anti-Aging- Paket

Gesundheit und Beweglichkeit von Körper und Geist halten uns jung. Diese Mischung reinigt und entschlackt einerseits und unterstützt gleichzeitig die Neubildung von Zellgewebe. Sie baut die Kraft des Körpers auf und hält den Geist frisch und aufnahmefähig.

Ametrin: fördert Entschlackung und Wiederherstellung der Körperzellen

Apatit: Zellaufbau, Beweglichkeit in Gelenken. Erhöht den Energielevel

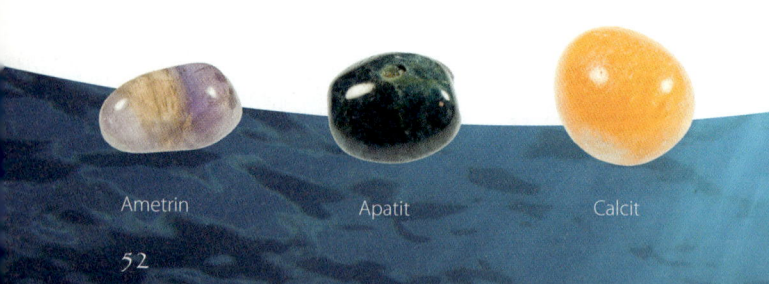

Ametrin   Apatit   Calcit

Calcit: beugt Osteoporose vor, stärkt das Immunsystem

Fluorit: Regeneration der Haut, hält körperlich und geistig beweglich

Schichtachat: hält Haut und Gefäße gesund und in Form

Schungit: Schönheit und Frische durch Reinigung des Körpers (Bitte beachten: Der Schungit kann das Wasser dunkel färben.)

Tigereisen: für Vitalität und Leistungsfähigkeit, gegen schnelles Ermüden (Eisenhaltig! Maximal zwei Stunden ins Wasser legen.)

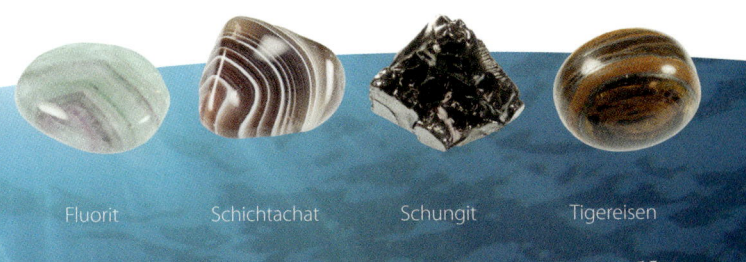

Fluorit   Schichtachat   Schungit   Tigereisen

4 Atemwege

Die Schleimhäute unserer Atemwege sind permanent großen Belastungen ausgesetzt. Diese »Atemwege«-Mischung befreit von Verschleimungen sowie belastenden Stoffen und fördert den Abtransport von Keimen. Durch die Stärkung der Immunabwehr schützt sie zusätzlich vor neuen Infekten.

Mein Tipp: Im Falle einer Atemwegserkrankung empfehle ich ein Wasser mit Blauquarz, Chalcedon, Lapislazuli und Moosachat. Nach dem Abklingen der Symptome können Sie die Schleimhäute mit Flint, Koralle und Smaragd wiederaufbauen.

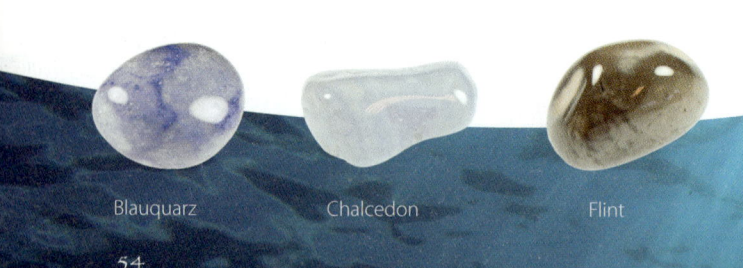

Blauquarz Chalcedon Flint

Blauquarz: gegen Entzündungen in Lunge und Bronchien

Chalcedon: bei Halsbeschwerden

Flint: für gesunde Schleimhäute, saubere Lunge

Koralle: für freie Lungen und Bronchien

Lapislazuli: bei Heiserkeit und Erkältung

Moosachat: bei Infektionen der Atemwege

Smaragd: Gesundheit der oberen Atemwege und Nebenhöhlen

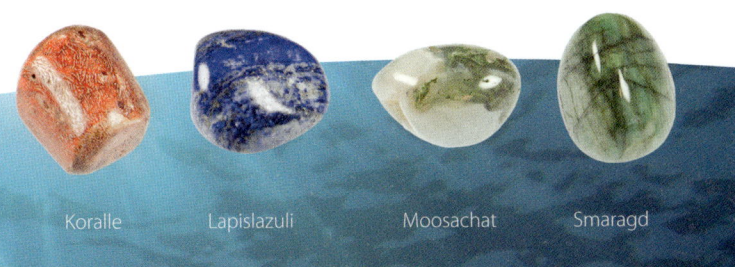

Koralle   Lapislazuli   Moosachat   Smaragd

5 Ausgeglichenheit und Coolness

Bei dieser Mischung liegt das Augenmerk auf der Fähigkeit, selbst in schwierigen Momenten und in belastenden Situationen in seiner Mitte zu bleiben und besonnen zu handeln. Menschen, die aufgrund ihres Wesens oder übermäßiger Belastungen schnell die Nerven verlieren oder gar aggressiv werden, hilft diese Mischung, »über den Dingen zu stehen«.

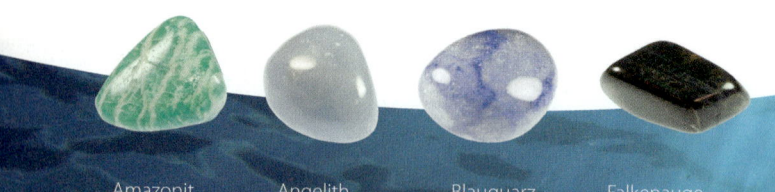

Amazonit   Angelith   Blauquarz   Falkenauge

Amazonit: gegen Stimmungsschwankungen

Angelit: beugt psychischen Belastungen vor

Blauquarz: für Gelassenheit und einen kühlen Kopf

Falkenauge: verschafft Überblick, Distanz und anderen Blickwinkel

Heliotrop: Kontrolle über schwierige Situationen

Jaspis, gelb: Besonnenheit und Ruhe

Nephrit: hilft, bei Ärger Ruhe zu bewahren

Prasem: für Selbstbeherrschung und Selbstreflexion

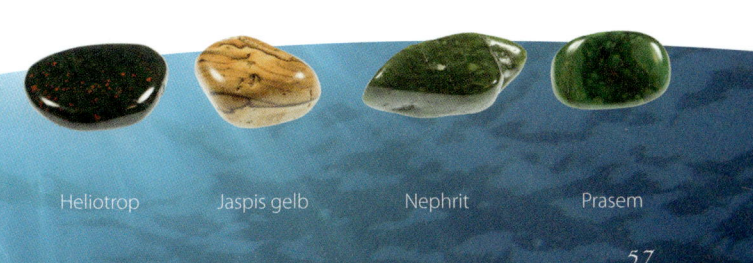

Heliotrop   Jaspis gelb   Nephrit   Prasem

6 Blutdruck

Ein zu niedriger Blutdruck ist meist anlagebedingt und keine Krankheit im eigentlichen Sinne, doch besonders wohl fühlen sich die Betroffenen damit nicht. Blutniederdruck geht einher mit Symptomen wie Schwindelgefühl und Abgeschlagenheit, die an arbeitsreichen Tagen sehr belastend sein können. In seltenen Fällen können sie auch ein Hinweis auf eine Organstörung wie beispielsweise Herzmuskelschwäche sein, die durch einen Arzt abgeklärt werden sollte.

Bei dauerhaft erhöhtem Blutdruck leben Sie dagegen mit einem großen Gesundheitsrisiko. Er setzt Blutgefäße und Herz einer Dauerbelastung aus, kann zu Herzinfarkt, Schlaganfall und anderen ernsthaften Organschädigungen führen. Der Gang zum Arzt ist hier unerlässlich. Das passende Edelsteinwasser kann Sie neben den ärztlichen Maßnahmen zusätzlich unterstützen, da es auf einer anderen Ebene wirkt als die Medikamente.

Mit diesen Steinen helfen Sie Ihrem Blutdruck, wieder in Balance zu kommen.

Granat, Rubin: Blutdruck heben

Labradorit, Lapislazuli: Blutdruck senken

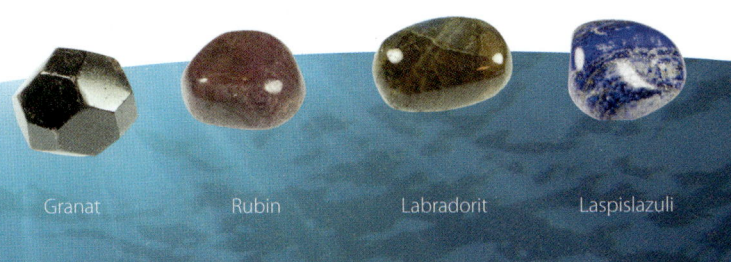

Granat   Rubin   Labradorit   Laspislazuli

7 Energie und Vitalität

Unter den Edelsteinen gibt es eine Vielzahl von Energie- und Kraftspendern. Jeder von ihnen steht für Tatkraft, Ausdauer und Vitalität. Sie helfen bei Antriebsschwäche und Abgeschlagenheit und unterstützen Sie bei Vorhaben, bei denen Sie viel Energie und Durchhaltevermögen brauchen. Wählen Sie für Ihr Wasser die für Sie wichtigsten Steine aus.

Bergkristall: bester Kraftsammler und Überträger

Danburit: erfrischt und schenkt schnelle Erholung

Feueropal: gibt schnelle Energie

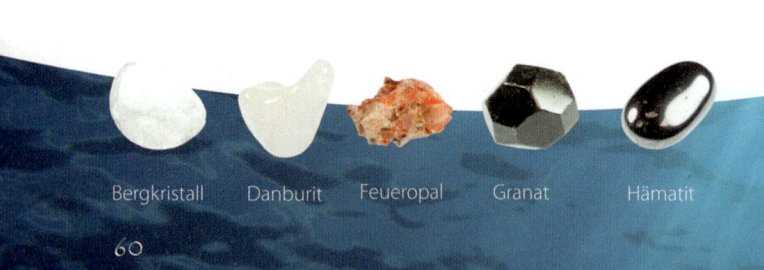

Bergkristall   Danburit   Feueropal   Granat   Hämatit

Granat: für Kraft, Ausdauer und Durchhaltevermögen

Hämatit: stärkt die körperliche und mentale Kraft
(Eisenhaltig! Maximal vier Stunden ins Wasser legen.)

Jaspis, rot: Kraft für Körper und Geist

Karneol: Tatkraft und gute Laune

Rubin: vitalisiert und kräftigt

Rhodochrosit: steigert die Leistungsfähigkeit

Tigereisen: gegen Erschöpfung und Müdigkeit
(Eisenhaltig! Maximal zwei Stunden ins Wasser legen.)

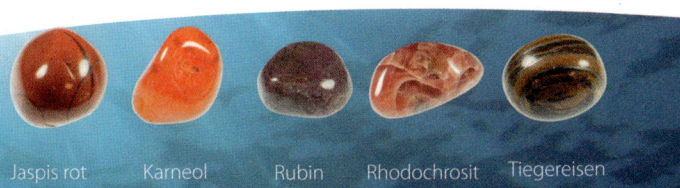

Jaspis rot   Karneol   Rubin   Rhodochrosit   Tigereisen

8 Entgiftung und Reinigung

Mit dieser Mischung können Sie Ihre körperliche Entgiftung hervorragend unterstützen. Sie regt die reinigenden Prozesse in den Zellen an und schwemmt die Schlacken aus dem Körper. Nehmen Sie während der Einnahme des Heilwassers auch noch andere Flüssigkeiten – zum Beispiel einen leichten Tee – zu sich, damit alles Gelöste abtransportiert werden kann.

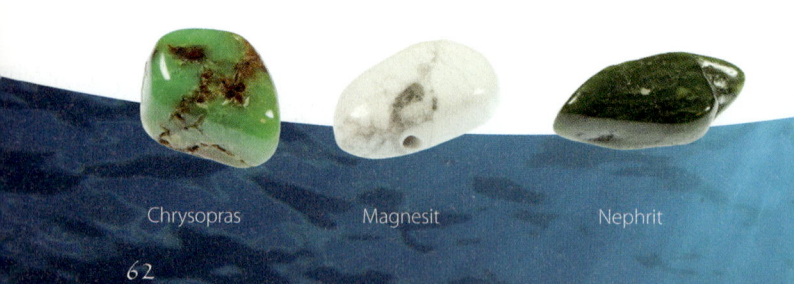

Chrysopras   Magnesit   Nephrit

Chrysopras: Entschlackung von leichten bis schweren Stoffen

Magnesit: schwemmt Gifte aus

Nephrit: regt die Niere zur Entgiftung des Körpers an

Peridot: Reinigung und Entgiftung durch Stärkung von Leber und Galle

Schungit: entsorgt Giftstoffe aus allen Körperregionen (Bitte beachten: Der Schungit kann das Wasser dunkel färben.)

Turmalin (Verdelith): hilft, Giftstoffe auszuscheiden

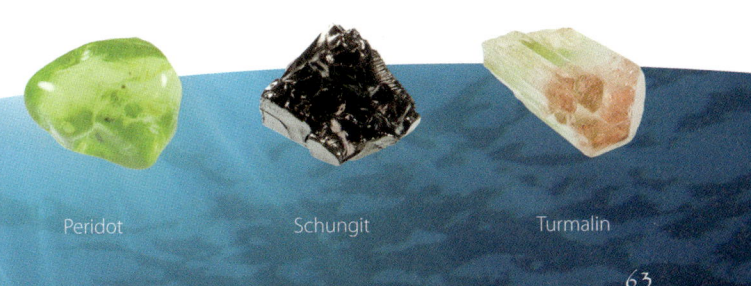

Peridot　　　　　　Schungit　　　　　　Turmalin

9 Entsäuerung

Viele unserer Speisen übersäuern den Körper. Dazu kommen noch Überlastungen und Stress, die ebenfalls zu Übersäuerung führen können. Die folgenden Steine werden Ihnen beim Abbau der Säure behilflich sein.

Die Ursachen für Übersäuerung sind sehr unterschiedlich, deshalb mein Tipp: Wählen Sie für die ersten drei Tage Labradorit und Smaragd, für die nächsten Heliotrop und Dolomit, und nach einer Woche Charoit und Serpentin. Nehmen Sie auch hier zusätzlich viel Flüssigkeit zu sich.

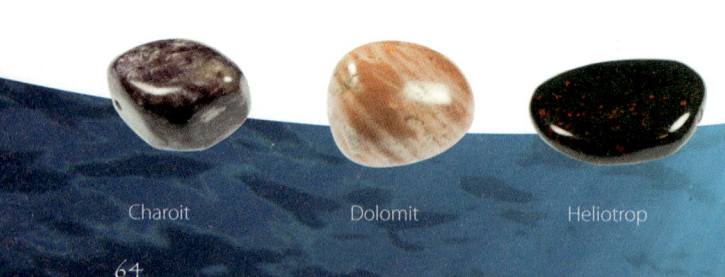

Charoit Dolomit Heliotrop

Charoit: macht den Körper basisch

Dolomit: bindet Säure

Heliotrop: entsäuert, wehrt Krankheitserreger ab

Labradorit: verhindert Übersäuerung, beugt somit Rheuma vor

Serpentin: schützt Magen und Nieren gegen Übersäuerung

Smaragd: schwemmt Säure aus den Zellen

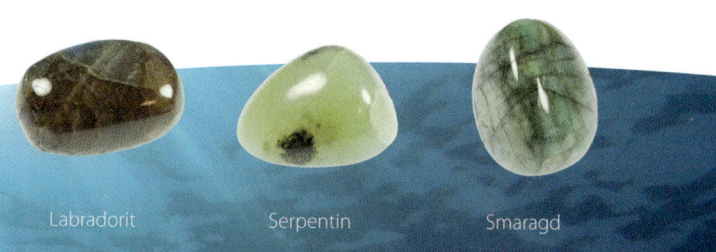

Labradorit   Serpentin   Smaragd

10 Entwicklung, Wachstum, Hormone

In bestimmten Lebensphasen braucht der Mensch mehr »Baustoffe« für die Gewährleistung einer gesunden Entwicklung als in anderen. Das gilt für das Wachstum bei Kindern ebenso wie in der Pubertät, in der Schwangerschaft oder beim Wiederaufbau der Körperkräfte nach einer langen Ruhe- oder Krankheitszeit.

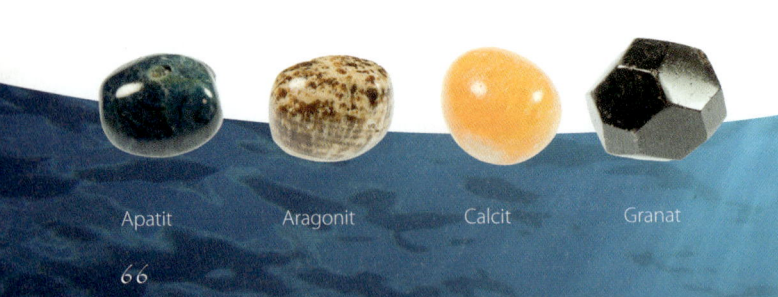

Apatit   Aragonit   Calcit   Granat

Apatit: für geistige und körperliche Entwicklung, Aufbau der Zellen

Aragonit: fördert eine gute Entwicklung

Calcit: gesundes Wachstum, Calciumversorgung

Granat: für gesunden Stoffwechsel

Marmor: für Zellaufbau, stärkt das Immunsystem

Mondstein: fördert einen ausgeglichenen Hormonhaushalt

Quarzkatzenauge: bei hormonellen Überfunktionen

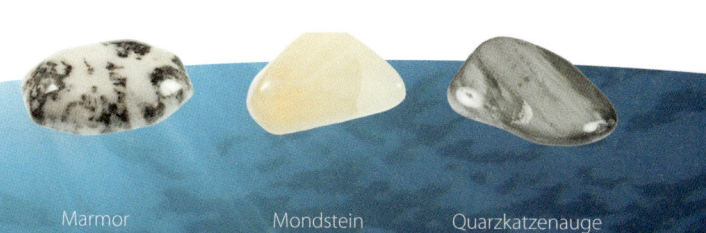

Marmor　　　Mondstein　　Quarzkatzenauge

11 Entzündungen mildern, Fieber senken

Wenn der Körper glüht, hilft diese kühlende Mischung. Sie lindert Entzündungen im Körper und auf der Haut und leitet die überschüssige Hitze hinaus. Im akuten Fall können Sie alle zehn Minuten ein Glas des angesetzten Wassers trinken.

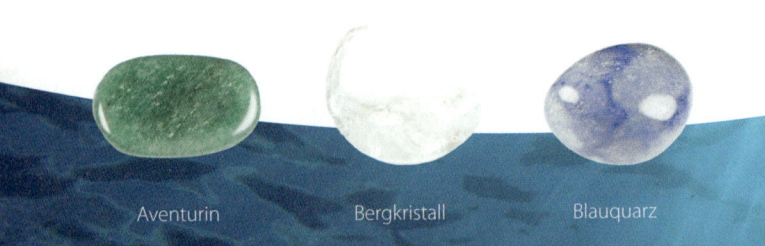

Aventurin · Bergkristall · Blauquarz

Aventurin: bei Hautentzündungen und Strahlenschäden

Bergkristall: lindert und kühlt dort, wo es gebraucht wird

Blauquarz: senkt Fieber, wirkt kühlend

Prasem: bei Entzündungen und allen Hitze bildenden Störungen im Körper und auf der Haut

Smaragd: lindert Entzündungen der Atemwege

Sodalith: fiebersenkend und kühlend

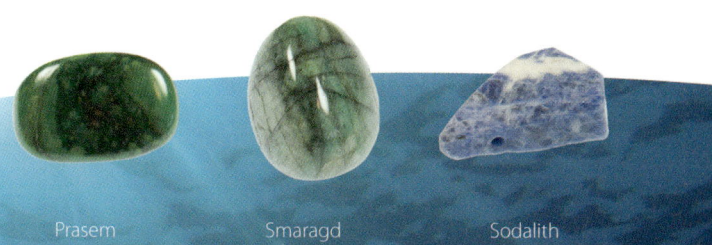

Prasem   Smaragd   Sodalith

12 Freude und Leichtigkeit

Wenn das ganze Leben ungerecht erscheint und die Unzufriedenheit an einem nagt, wenn das Glas ständig halbleer ist statt halbvoll, ist diese Mischung die richtige. Sie hilft, die kreisenden Gedanken loszuwerden, und regt dazu an, einfach mal wieder herzlich zu lachen und dem eigenen Dasein eine positive Richtung zu geben. So vermindert sie auch die Gefahr, auf der Suche nach einem »Glücksersatz« einer Sucht zu verfallen.

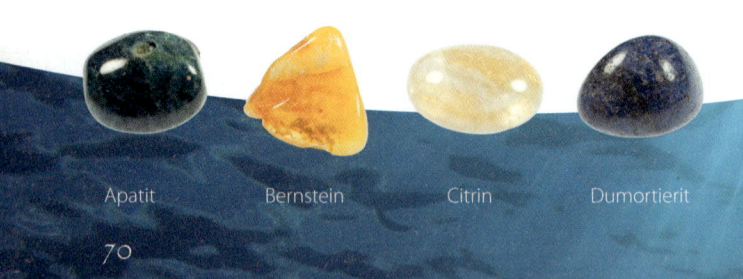

Apatit · Bernstein · Citrin · Dumortierit

Apatit: sorgt für Antrieb und Lebensfreude

Bernstein: fördert Fröhlichkeit, hilft, »leichten Sinnes« zu sein

Citrin: Anti-Depressionsstein.

Dumortierit: für positive Lebenseinstellung, hilft, Probleme loszulassen

Opal, edel: vermittelt Lebensfreude

Peridot: »Frühlingsgefühle« für die Seele

Sonnenstein: für ein sonniges Gemüt

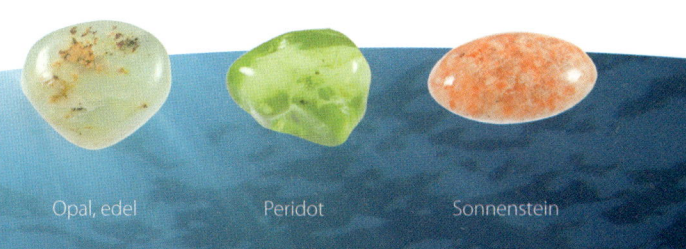

Opal, edel   Peridot   Sonnenstein

13 Fünf Sinne

Ob taube Finger oder Probleme mit dem Hören, hier wählen Sie die passende Mischung für Ihr Anliegen. Die unter »Allgemein« genannten Steine können Sie Ihrer Mischung hinzufügen.

Mischung a hilft geschwächten Augen. Bei überanstrengten Augen tut auch ein Umschlag mit einem in Edelsteinwasser getränkten Tuch gute Dienste.

Mischung b wirkt gegen Entzündungen und Erkrankungen des Innenohres, stärkt das Gehör und den Gleichgewichtssinn.

Mischung c hält die Schleimhäute der Nase gesund und verfeinert den Geruchssinn.

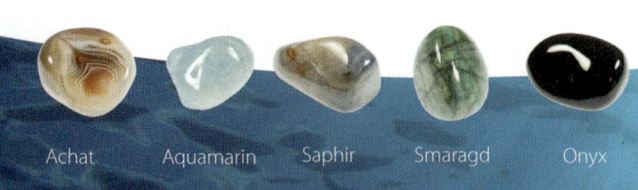

Achat   Aquamarin   Saphir   Smaragd   Onyx

Mischung d verbessert den Sinn für Geschmack und für das Erkennen bekömmlicher Speisen.

Mischung e stärkt alle fünf Sinne, fördert die Durchblutung in den Extremitäten und verbessert dadurch den Tastsinn.

Allgemein: Diamant, Rubin, Saphir, Turmalin

a Augen: Achat, Aquamarin, Saphir, Smaragd
b Gehör: Onyx, Sardonyx
c Geruchssinn: Schalenblende, Sardonyx
d Geschmackssinn: Bergkristall, Fluorit, Sardonyx
e Tastsinn: Schneequarz, Spinell, Obsidian

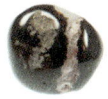 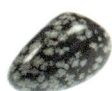  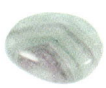 

Sardonyx   Obsidian   Bergkristall   Fluorit   Schneequarz

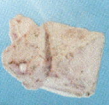 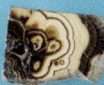 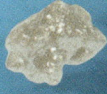 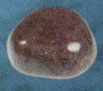 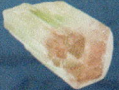

Spinell   Schalenblende   Diamant   Rubin   Turmalin

14 Gute Nerven, Ruhe und Klarheit

Täglich stürmen neue Herausforderungen auf uns ein, weshalb es wichtig ist, die innere Balance zu bewahren. Diese wichtige Mischung hilft beim Klären und Loslassen der Gedanken, wodurch eine erholsame Nachtruhe sowie Kraft und innere Ruhe für den Alltag gewährt werden. Stress und seine gesundheitlichen Folgen werden gemildert und das Wohlbefinden gestärkt.

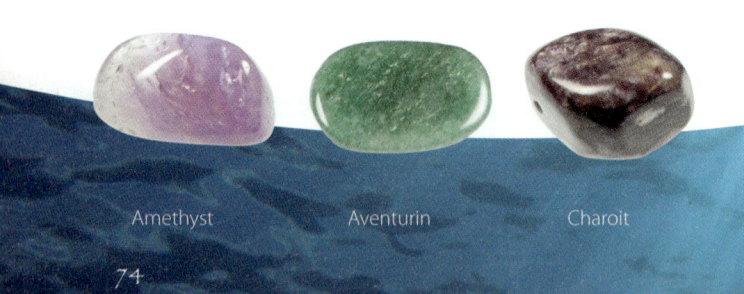

Amethyst   Aventurin   Charoit

Amethyst: »entsorgt« nagende Gedanken und transformiert Ärger

Aventurin: befreit von Sorgen und unterstützt eine erholsame Nachtruhe

Charoit: mindert Stress und fördert klares Handeln

Girasol: hilft, von innerer Unruhe loszukommen

Rauchquarz: klassischer Anti-Stressstein, lässt Spannungen verschwinden, stärkt das Nervenkostüm

Turmalin: harmonisiert Körper, Geist und Seele

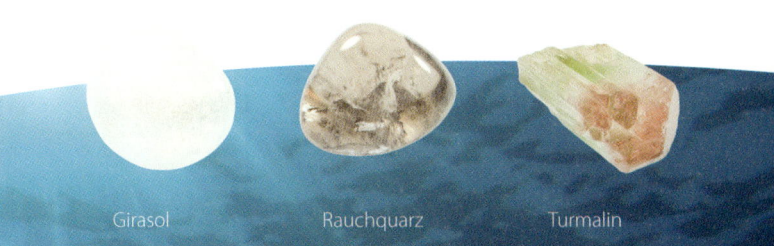

Girasol   Rauchquarz   Turmalin

15 Haut

Unsere Haut ist unser »Schutzmantel«. Sie braucht Pflege von innen wie von außen. Diese Mischung sorgt für eine geschmeidige und schöne Haut, die gesund und widerstandsfähig bleibt. Sie können das energetisierte Wasser auch für Waschungen und Bäder nutzen. Für das Mengenverhältnis gilt: ein bis zwei Liter intensiv angesetztes Edelsteinwasser (doppelte Menge an Steinen, über Nacht einwirken lassen) auf eine Wannenfüllung. Für Waschungen oder Umschläge können Sie die unverdünnte Mischung nutzen.

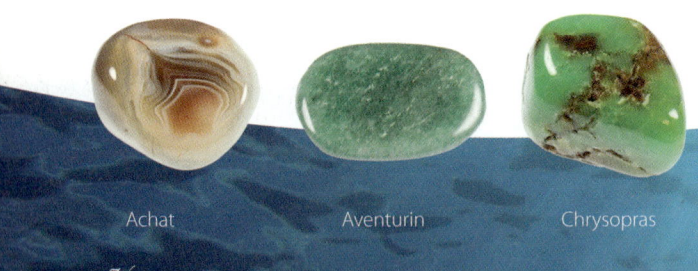

Achat Aventurin Chrysopras

Achat: unterstützt die Funktion aller Hautschichten

Aventurin: bei entzündlichen und allergischen Hautkrankheiten

Chrysopras: lindert Hautkrankheiten verschiedener Art (auch mit seelischem Hintergrund)

Flint: für klare, geschmeidige und gesunde Haut

Lepidolith: für den Aufbau der Haut

Rhodonit: lässt rotes, dickes Narbengewebe abheilen

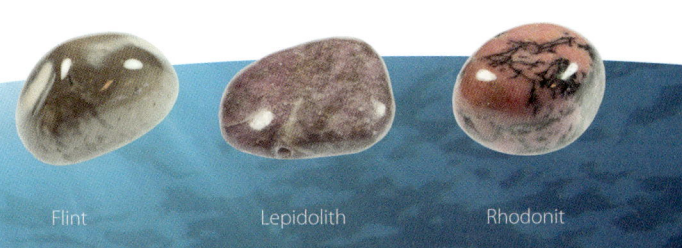

Flint   Lepidolith   Rhodonit

16 Immunsystem

Ein starkes Immunsystem gewährleistet nachhaltige Gesundheit und damit Lebensqualität. Es schützt vor schädlichen Umwelteinflüssen und vor einem Befall durch Krankheitserreger. Dadurch wehrt es Erkältungen ab und verhindert Entzündungen von Wunden. Diese Mischung ist daher besonders für jene Menschen wichtig, die viel Kontakt mit Krankheitserregern haben.

Baumachat: baut die Widerstandskraft des Körpers auf, hilft bei Erkältungen
Mookait: entzieht Krankheitserregern das Milieu
Moosachat: verhindert Entzündungen und Infekte, vor allem in Lunge, Hals und Rachen
Ozeanchalcedon: schützt vor bakteriellen Infektionen
Rhyolith: stärkt die Widerstandskraft in allen Bereichen

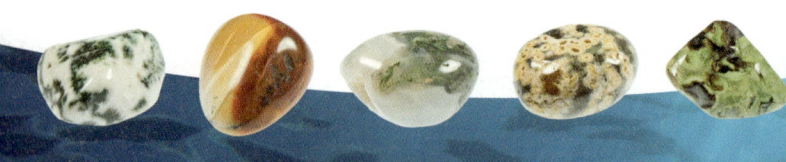

Baumachat   Mookait   Moosachat   Ozeanchalcedon   Rhyolith

17 Kopfschmerzen lindern

Mit einem Heilsteinwasser an das komplexe Thema »Kopfschmerz« heranzugehen, ist mit Sicherheit einen Versuch wert, denn die Informationen der Heilsteine arbeiten anders als ein Medikament. Sie korrespondieren mit den körpereigenen Informationen und sind vielfach in der Lage, diese umzuprogrammieren, wo es nötig ist. Auf diese Weise wird die Selbstheilkraft aktiviert und die Ursache für die Kopfschmerzen gemindert oder sogar beseitigt.

Amethyst: bei Spannungskopfschmerz
Dumortierit: lindert nervöse Kopfschmerzen
Magnesit: wichtiger Helfer bei Migräne
Rauchquarz: hilft bei Kopfschmerzen, die durch Stressfaktoren ausgelöst wurden

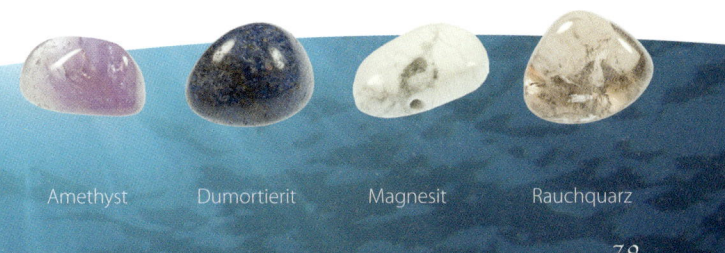

Amethyst   Dumortierit   Magnesit   Rauchquarz

18 Kreativität und Inspiration

Menschen in kreativen Berufen, aber auch allen, die im täglichen Leben den Ideen auf die Sprünge helfen wollen, wird diese Mischung wertvolle Impulse geben. Sie hilft, wenn die Gedanken ins Stocken geraten und sich kein zündender Einfall melden will. Sie macht den Geist flexibel und sorgt für ein Füllhorn von neuen Spielvarianten der Fantasie.

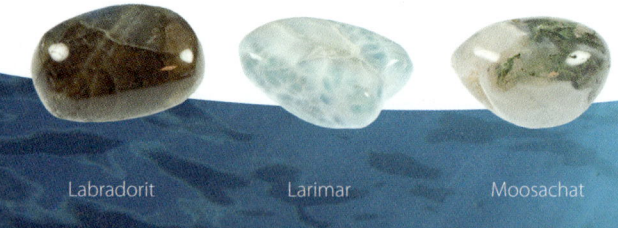

Labradorit   Larimar   Moosachat

Labradorit: lässt Ideen lebendig werden

Larimar: für »göttliche« Eingebungen

Moosachat: führt den Geist auf neue Wege

Opal: fördert das musische Talent

Smaragd: wirkt inspirierend und lenkt die Sicht auf neue Möglichkeiten

Turmalin, bunt: belebt Fantasie und Schöpferkraft

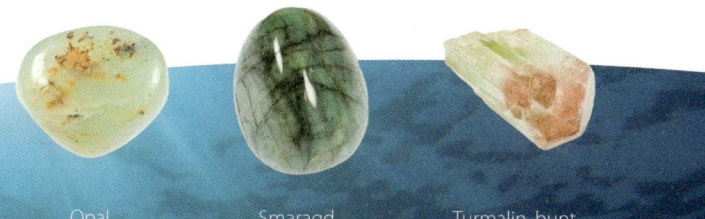

Opal   Smaragd   Turmalin, bunt

19 Lebensmut, Depressionsvertreiber

Wer zu Verstimmungen oder Depressionen neigt, kennt das: Bei schweren Gedanken und nach negativen Erlebnissen braucht die Seele einen Lichtblick, eine Auszeit von der Dunkelheit. Holen Sie sich Ihre Lebensfreude mithilfe dieser wundervollen Steine wieder zurück. Beachten Sie bitte, dass die subtile Wirkung unter Umständen ein paar Tage braucht, bis die meist sehr festsitzenden Muster vollständig gelöst sind. Trinken Sie Ihr Wasser einfach weiter, ohne Erwartungshaltung. Sie werden eines Morgens überrascht feststellen, dass Sie sich besser fühlen.

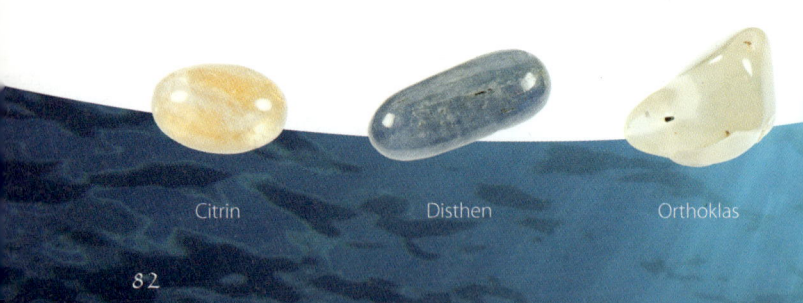

Citrin — Disthen — Orthoklas

Citrin: lindert Depressionen, löst Druck im Solarplexusbereich, macht freudig und zuversichtlich

Disthen: hilft, die Zügel in die eigene Hand zu nehmen

Orthoklas: Optimismus, Leichtigkeit, seelische Unversehrtheit/Schutz, gibt der Seele Abstand von Belastungen

Rosenquarz: Selbstliebe, Verständnis für die Wechselwirkungen zwischen Menschen und anderen Lebewesen im Allgemeinen

Thulit: gibt Kraft zur Selbstüberwindung

Turmalin, rosa: fördert das Gefühl für die universelle Liebe, gibt dadurch innere Freude

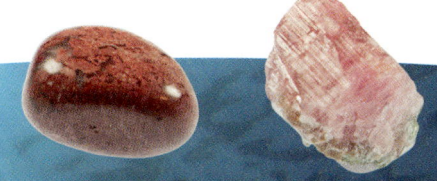

Rosenquarz   Thullit   Thurmalin, rosa

20 Lernpaket

Ein gutes Prüfungsergebnis ist nicht nur eine Frage der Intelligenz, sondern auch der Disziplin sowie der Fähigkeit, seinen Geist für den Lernstoff frei zu machen. Diese Mischung regt neben der Disziplin auch das Durchhaltevermögen an, sie fördert die Konzentration und drosselt die Prüfungsangst.

Mein Tipp: Eine Mischung aus Bergkristall, Blauquarz und Tigerauge hilft, wenn das Lernen durch Unruhe und dem ständigen Bedürfnis, sich anderen Aufgaben zu widmen, gestört wird. Amethyst, Fluorit und Saphir geben Ihrem Geist freien Raum für den benötigten Lernstoff.

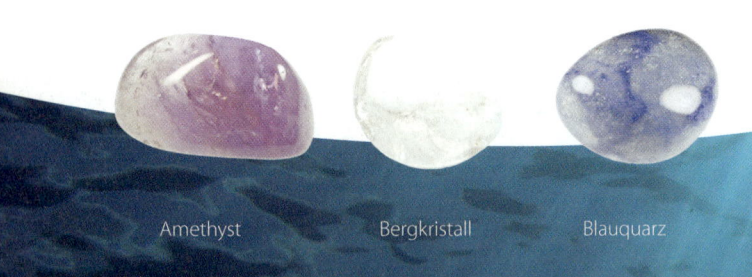

Amethyst   Bergkristall   Blauquarz

Amethyst: fördert Konzentration durch Loslassen unwichtiger Gedanken

Bergkristall: wirkt klärend und erhellend auf den Verstand

Blauquarz: Durchhaltevermögen bei Konzentrations- und Lernaufgaben

Fluorit: für Aufmerksamkeit und Lernvermögen

Saphir: unterstützt die Freude am Wissen und am Lernen

Tigerauge: wichtiger Lern- und Prüfungsstein, hilft bei Nervosität und Unruhe

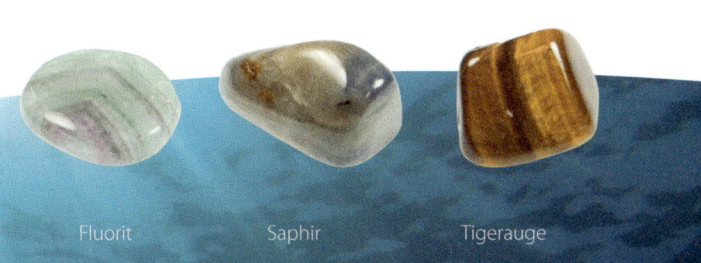

Fluorit   Saphir   Tigerauge

21 Motivation in Job und Alltag

Diese Steinmischung verleiht das Gefühl, von den eigenen Kräften und Fähigkeiten getragen zu werden. Dadurch fällt es leicht, Herausforderungen anzunehmen, den täglichen Anforderungen gerecht zu werden und eine Aufgabe nach der anderen zu bewältigen. Sie bestärkt die Wahrnehmung der eigenen Leistungsfähigkeit, die sich auch den Mitmenschen in starker Ausstrahlungskraft mitteilt.

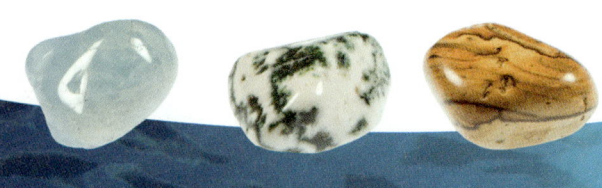

Aquamarin   Baumachat   Jaspis braun/gelb

Aquamarin: Durchhaltevermögen, mindert den Leistungsdruck

Baumachat: für die täglichen Herausforderungen, unterstützt Ihre wirklichen Fähigkeiten

Jaspis, braun/gelb: für mehr Ausdauer und Stabilität

Kunzit: Durchstehen ungeliebter Aufgaben, gibt mentale Kraft

Rutilquarz: für Innovation und Freude am eigenen Leben

Tigereisen: Motivation, Energie und Willenskraft (Eisenhaltig! Maximal zwei Stunden ins Wasser legen.)

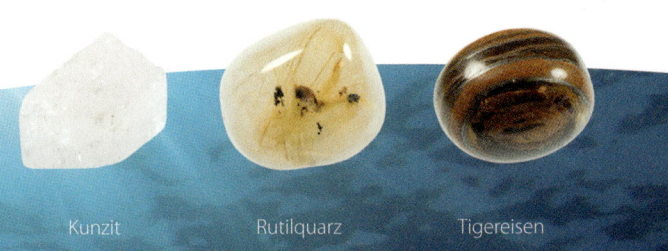

Kunzit Rutilquarz Tigereisen

22 Neubeginn und Veränderung

Neue Anfänge im Leben sind an andere, oft unbekannte Herausforderungen gekoppelt. Sie erfordern neue Denk- und Handlungsweisen und verlangen deshalb viel Flexibilität und Kraft. Die Mischung vermittelt Spaß an den neuen Eindrücken und hilft, die Erfordernisse mit Motivation zu händeln.

Bergkristall: macht den Blick klar für die neuen Eindrücke
Fluorit: hilft, »im Fluss« zu bleiben und Neues aufzunehmen
Granat: gibt Kraft für große Veränderungen und Interesse an neuen Eindrücken
Marmor: für die Fähigkeit, selbst gegen Widerstände das eigene Leben in bessere Bahnen zu lenken
eridot: unterstützt alle Neuanfänge im Leben

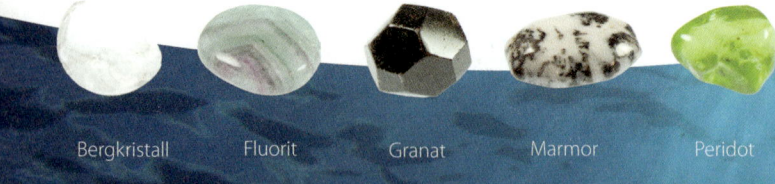

Bergkristall Fluorit Granat Marmor Peridot

23 Notfall

Diese Mischung ist einsetzbar bei Schock, kleineren Unfällen sowie seelischen und psychischen Verletzungen und Blockaden. Sie lässt die ins Stocken geratenen Energien wieder fließen und lenkt sie sanft in die richtigen Bahnen zurück. Bei Notfällen ist oft nicht genügend Zeit, das Wasser ausreichend lange anzusetzen. Sollten Sie keine entsprechende Notfall-Essenz zur Hand haben (präventive Essenz-Zubereitung auf S. 41), stellen Sie ein Wasser mit der maximalen Menge der Steine her, regen es durch Rühren zu einer schnelleren Aufnahme der Energie an und trinken das Wasser anschließend mehrere Minuten lang in kleinen Schlucken.

Obsidian: befreit von Blockaden.
Rhodonit: Erste-Hilfe-Stein bei Unfällen, Schockzuständen und Verletzungen
Bergkristall: wirkt klärend und bereinigend auf allen Ebenen

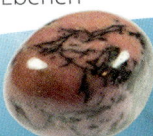
Rhodonit

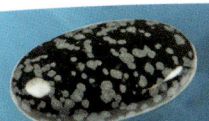
Obsidian

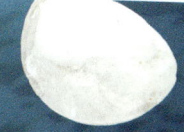
Bergkristall

24 Persönlichkeitscoach

In einer Zeit, in der die Medien uns tagtäglich das perfekte Bild des Menschen vorhalten, fällt es mitunter schwer, die eigene Persönlichkeit in ihrer ganzen Erscheinungsvielfalt, also auch mit ihren Schwächen und Defiziten, zu akzeptieren. Unsichere Menschen vergleichen sich mit den Medienhelden und wollen dem Ideal entsprechen, das vermeintlich von ihnen verlangt wird. Ein Wasser mit den folgenden Edelsteinen gibt den Blick frei auf die eigene Bestimmung. Das wahre Wesen des Einzelnen tritt ins Bewusstsein und bekräftigt die Erkenntnis, dass der eigene Weg der beste ist. Darüber hinaus gibt diese Mischung die Kraft, die nötig ist, um das so gewonnene Bild von sich selbst zu festigen und erfolgreich nach außen zu tragen.

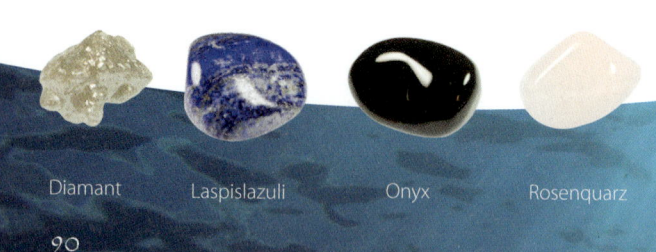

Diamant   Laspislazuli   Onyx   Rosenquarz

Diamant: Standfestigkeit, Selbstbewusstsein und Charakterstärke

Lapislazuli: Befreiung von persönlichen Einengungen, eigene Bedürfnisse ausdrücken

Onyx: gegen Beeinflussbarkeit, für mehr Selbstständigkeit und Durchsetzungsvermögen

Rosenquarz: Liebe zum inneren Kind, Selbstannahme

Smaragd: für innere Weite und geistige Größe

Tansanit: verdeutlicht innere Berufung, gibt Entscheidungskraft

Topas: Entdeckung des eigenen Potenzials

Turmalin, rot: für innere Freiheit und persönliche Ziele

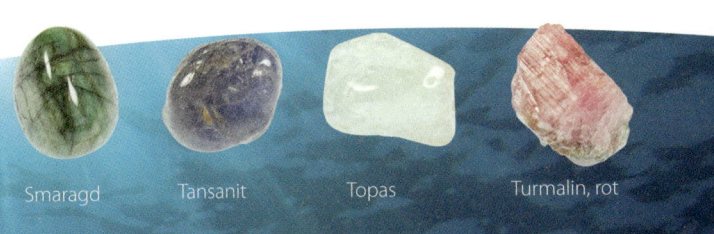

Smaragd Tansanit Topas Turmalin, rot

25 Regeneration

Nach einer Phase, in der sich Körper und Seele kaum erholen konnten, aber auch nach langer bzw. schwerer Krankheit, hilft diese Mischung, wieder auf die Beine zu kommen. Sie heilt seelische wie auch körperliche Wunden, unterstützt die Regeneration und regt die Selbstheilkräfte an – ein guter Begleiter für die Genesung.

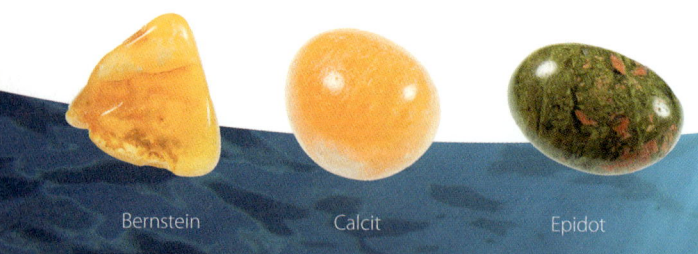

Bernstein Calcit Epidot

Bernstein: heilt Wunden und stärkt innere Organe

Calcit: baut auf, beschleunigt die Genesung

Epidot: bekanntester Stein für Regeneration und Selbstheilkraft

Obsidian: für die Energieversorgung und Belebung des Körpers

Rhodonit: guter Wundheilstein, belebend bei Erschöpfung

Zoisit: Erholung und Wiederaufbau nach schwerer Krankheit

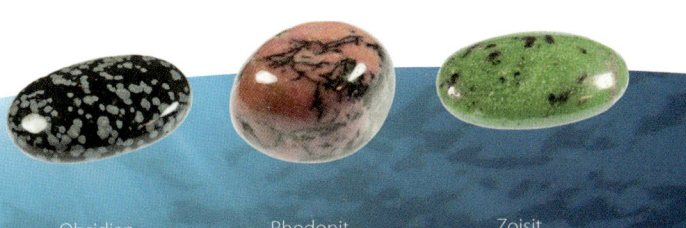

Obsidian   Rhodonit   Zoisit

26 Schlank sein

Mit einem schlanken Körper fallen Ihnen Bewegungen leicht, beim Kauf von Kleidung haben Sie große Auswahl, und als attraktiv gilt er obendrein.

Doch ein noch überzeugenderes Argument für einen schlanken Körper sind die gesundheitlichen Vorteile. Er schont die Knochen, Gelenke und Sehnen ebenso wie die inneren Organe und deren Tätigkeit. Sie fühlen sich wohler und leistungsfähiger.

Diese bewährte Mischung ist eine fantastische Ergänzung zur Diät. Sie regt den Fettabbau an, schwemmt überschüssiges Wasser aus dem Körper und mobilisiert die Energie

.

Jaspis, rot: regt den Stoffwechsel an, führt zu Fettabbau durch mehr Bewegung

Magnesit: entwässert und entschlackt

Prehnit: fördert den Fettabbau

Verkieseltes Holz: lindert seelische Leiden, die Ursache für Übergewicht sind

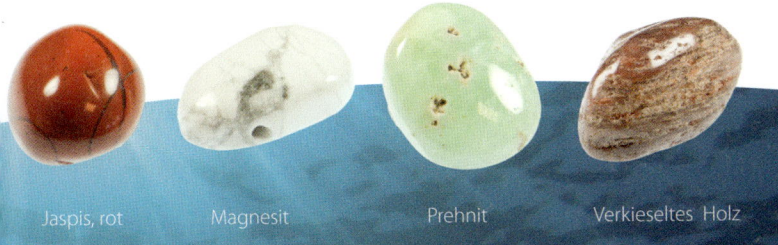

Jaspis, rot Magnesit Prehnit Verkieseltes Holz

27 Schmerzen mindern

Der Gebrauch von Schmerzmitteln ist so gut wie immer mit Nebenwirkungen – also mit Belastungen für den Körper – verbunden. Andererseits ist erwiesen, dass die Behandlung des Schmerzes wichtig ist, um das Schmerzgedächtnis nicht auszuprägen, da es sonst zu einer Chronifizierung des Schmerzes kommen kann. Eine Alternative stellt auch auf diesem Gebiet das Heilsteinwasser dar. Wählen Sie den passenden Stein gegen die betreffenden Schmerzen aus, und setzen Sie (immer mit Zugabe von Bergkristall) das Wasser mindestens drei Stunden vorher an. Bei Schmerzen auf und unter der Haut sind auch Bäder und Umschläge zu empfehlen.

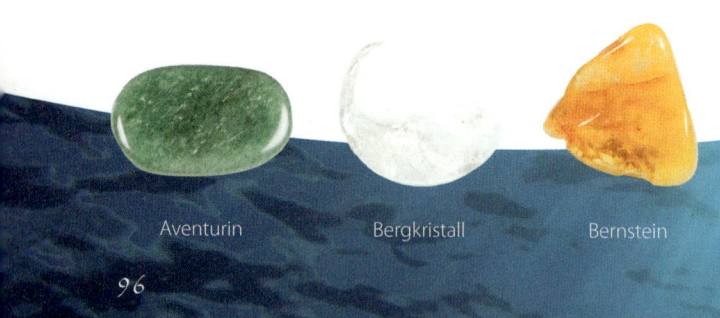

Aventurin   Bergkristall   Bernstein

Aventurin: lindert Schmerzen und Entzündungen

Bergkristall: gegen Schmerzen, die von Spannungen ausgelöst wurden

Bernstein: bei schmerzenden Wunden

Charoit: löst Krämpfe und Schmerzen

Kunzit: bei Schmerzen an Nerven und Muskeln

Rauchquarz: hilft bei Rückenschmerzen

Rhodonit: schneller Helfer bei akuten Schmerzen

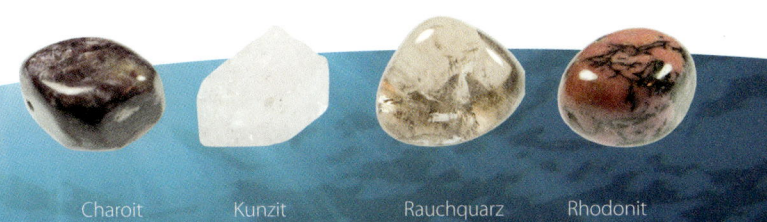

Charoit   Kunzit   Rauchquarz   Rhodonit

28 Schutz und Abgrenzung

Edelsteine, die als Schutzschilde vor negativen Einflüssen dienen, sind seit jeher bekannt und gerade in der heutigen Zeit sehr gefragt. Dass sie auch als Heilsteinwasser gute Dienste leisten, zeigen Tests und Erfahrungen. Dabei wirkt der Schutz wie ein unsichtbarer Schirm, der sich aus unserer Mitte heraus aufbaut und mit unserem eigenen Wesen verschmilzt.

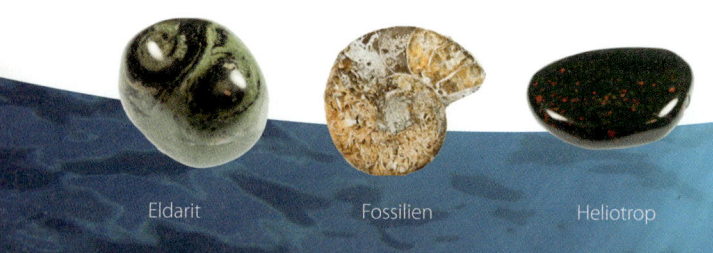

Eldarit — Fossilien — Heliotrop

Eldarit: für innere Zufluchtsorte, gibt Geborgenheit

Fossilien: Schutz für alle Zwecke

Heliotrop: Mobilisierung der eigenen Schutzmechanismen

Lepidolith: Abgrenzung, schafft geschützten Raum für eigene Ideen

Serpentin: schützt vor Beeinflussung und Manipulation

Turmalin, schwarz: starker Schutzschild gegen Mobbing und Flüche, auch bei negativer Strahlung

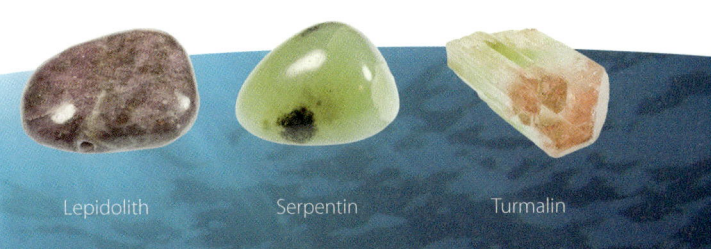

Lepidolith   Serpentin   Turmalin

29 Selbstbewusstsein

Ein starkes, gesundes Selbstbewusstsein hilft in allen Lebenslagen. Doch es gibt auch Momente im Leben, wo es uns gänzlich verlässt. Die folgenden Steine können alle Aspekte des eigenen Selbstwertes beleuchten und dort stärken, wo es nötig ist.

Mein Tipp: beginnen Sie mit Calcit, Dolomit und Schneequarz. Diese Steine geben Ihnen Sicherheit und bauen Ihr Selbstvertrauen auf. In der Folgezeit können Sie mit Aventurin, Nephrit und Tektit Ihr Selbstbewusstsein weiter stärken und entwickeln.

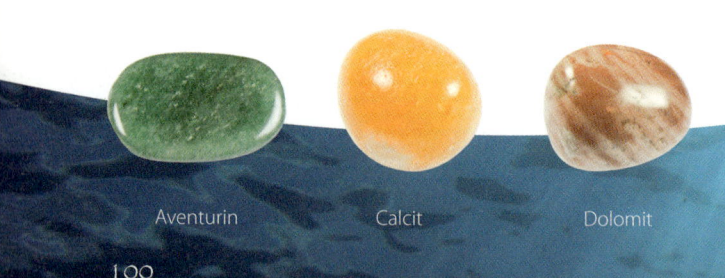

Aventurin   Calcit   Dolomit

Aventurin: regt dazu an, die eigene Individualität zu leben

Calcit: Wachstum des Selbstvertrauens und der inneren Stärke

Dolomit: Verwirklichung eigener Ziele und Wünsche

Nephrit: sich selber treu bleiben und dennoch offen für die Gemeinschaft sein

Schneequarz: hilft, sich selbst zu spüren und seine wahren Talente freizuschaufeln

Tektit: Erkenntnisstein, stärkt den Selbstausdruck

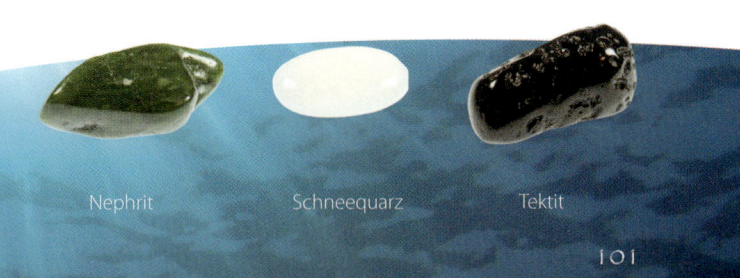

Nephrit Schneequarz Tektit

30 Soziale Kontakte

Der Mensch ist ein soziales Wesen. Er braucht ein gesundes Maß an Kontakten und die Nähe zu anderen Menschen. Die Heilsteine dieser Mischung helfen uns beim sozialen Miteinander. Für Kontaktfreude, Integrität und Mitgefühl.

Mein Tipp: Apatit, Chalcedon und Sodalith unterstützen Sie beim Knüpfen sozialer Kontakte. Sie helfen Ihnen, von Anfang an ehrlich zu sich und anderen zu sein.
Flint und Koralle stehen für das familiäre Verständnis und für das Miteinander in der Gemeinschaft.
Rosenquarz und Rhodonit fördern Herzlichkeit, Hilfsbereitschaft sowie die Fähigkeit zu Mitgefühl.

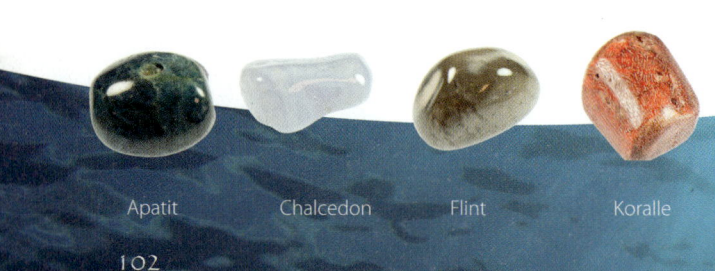

Apatit　　Chalcedon　　Flint　　Koralle

Apatit: macht offen für neue Kontakte

Chalcedon: erleichtert das Reden und das Verständnis für andere

Flint: fördert Ausdrucksmöglichkeiten und die Gabe des Zuhörens, stärkt Beziehungen

Koralle: vermittelt Sinn für Familie und Gemeinschaft

Rhodonit: hilft zu verzeihen und zu verstehen, leistet seinen Beitrag zur Konfliktlösung

Rosenquarz: für Gefühlstiefe, Hilfsbereitschaft und Toleranz

Sodalith: fördert Offenheit und Selbstbestimmung im Umgang mit Freunden

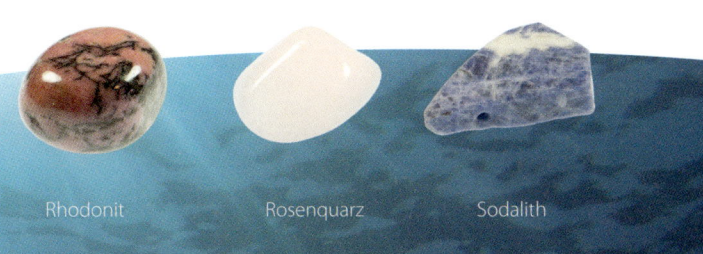

Rhodonit Rosenquarz Sodalith

31 Stärkung der inneren Organe

Unsere Organe sorgen für einen reibungslosen Ablauf aller wichtigen Funktionen im Körper. So unterschiedlich wie ihre Tätigkeit sind auch die richtigen Helfer. Hier finden Sie für Blase bis Niere die wichtigsten Edelsteine.

Mischung a stärkt die Blase und beugt Entzündungen vor.
Mischung b hält die Blutgefäße elastisch und stärkt die Venen. Sie fördert die Blutbildung sowie dessen Reinigung.
Mischung c schützt den Darm vor Entzündungen. Sie sorgt für eine gute Verdauung.
Mischung d sorgt für eine gute Durchblutung der Geschlechtsorgane. Sie wirkt tonisierend und fördert die Sinnlichkeit.
Mischung e unterstützt und schützt das Herz in seiner wichtigen Tätigkeit.

Beispielmischung:
Blase

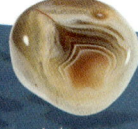

Achat

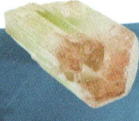

Turmalin

Mischung f reinigt Lunge und Bronchien und schützt vor Erkrankungen.

Mischung g dient dem Wohlbefinden von Magen und Bauchspeicheldrüse. Sie hilft auch bei Beschwerden, die durch Nervosität entstehen.

Mischung h sorgt, wie die Steinnamen schon sagen, in jeder Hinsicht für die Gesundheit der Nieren (Jade, span.: Piedra del Jada = Stein für die Flanke/Nephrit, griech.: Nephro = die Niere betreffend).

Allgemeine Organunterstützer: Achat, Serpentin

a **Blase:** Achat, Turmalin (Verdelith)
b **Blutgefäße/Blutbildung:** Granat, Hämatit (Eisenhaltig! Maximal zwei Stunden ins Wasser legen), Obsidian
c **Darm:** Flint, Jaspis, gelb, Picasso-Marmor
d **Geschlechtsorgane:** Rhodochrosit, Thulit
e **Herz:** Aventurin (Arteriosklerose), Rosenquarz, Sarder (Herzstärkung)
f **Lunge:** Amethyst, Blauquarz, Moosachat, Smaragd
g **Magen:** Achat, Bernstein, Citrin
h **Nieren:** Jade, Nephrit

Beispielmischung: Darm

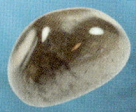
Flint

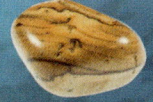
Jaspis, gelb

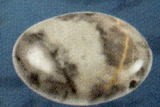
Picasso-Marmor

32 Verspannungen und Krämpfe lösen

Muskelverspannungen entstehen durch Überanstrengungen, schlechte Körperhaltung infolge von ergonomisch ungeeignetem Mobiliar und vielem mehr. Manchmal sind die Auslöser auch stressbedingte Verkrampfungen. Die Folgen sind Schmerzen, Verhärtungen und Fehlhaltungen. Diese Heilsteinmischung kann Ihnen helfen, die Muskeln zu entspannen, Krämpfe zu lösen und den Körper wieder beweglicher zu machen.

Amazonit: bei starken Verkrampfungen, Geburtshelfer
Coelestin: hilfreich bei Muskelverhärtungen
Feldspat: macht körperlich und geistig flexibel
Magnesit: hilft bei Magnesiummangel
Rauchquarz: bei allen Verspannungen, die durch Stress ausgelöst wurden

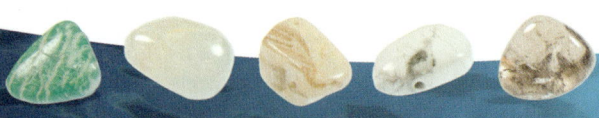

33 Wärme und Wohlfühlen

Neben den kühlenden Steinen gibt es natürlich auch solche, die den Körper aufwärmen. Menschen, die leicht frieren und permanent unter kalten Händen und Füßen leiden, wird diese Mischung helfen.

Citrin: hilfreich bei Kälteempfindlichkeit
Heliotrop: wärmt sanft, wo Wärme nötig ist
Obsidian: Stein der Wärme (Vulkanglas) für die Wärme im Körper
Rubin: Wärme durch Anregung des Energieflusses

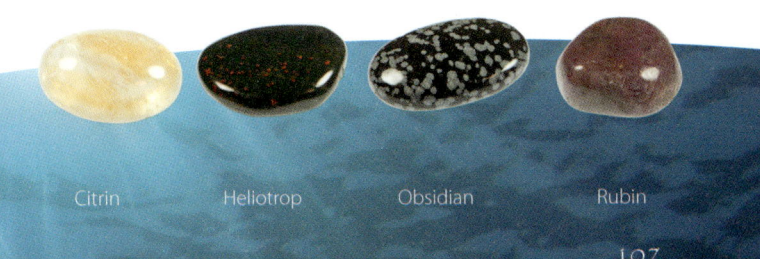

Citrin　　Heliotrop　　Obsidian　　Rubin

34 Zähne, Knochen und Sehnen

Knochen und Sehnen tragen und stabilisieren den Körper, gesunde Zähne sind unerlässlich für das allgemeine Wohlbefinden. Mit den folgenden Mischungen unterstützen Sie ihre Gesundheit.

Mischung a sorgt für Beweglichkeit und Schmerzfreiheit in den Gelenken (auch nach Verletzungen).
Mischung b fördert den gesunden Aufbau des Knochengewebes in der Wachstumsphase und nach Knochenbrüchen.
Mischung c stärkt die Wirbelsäule, löst Verspannungen des Rückens und gibt ihm neue Beweglichkeit.
Mischung d stärkt die Zähne und lindert Zahnschmerzen.

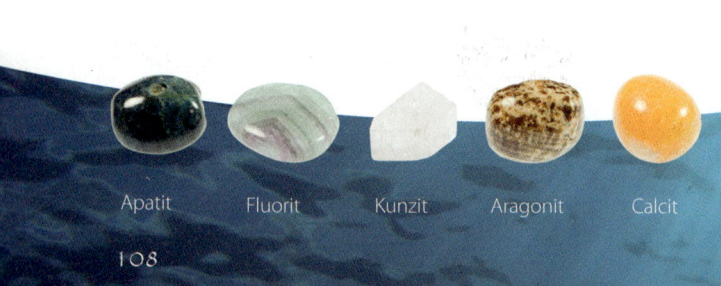

Apatit   Fluorit   Kunzit   Aragonit   Calcit

a Gelenke: Apatit, Fluorit, Kunzit
b Knochen: Aragonit, Calcit, Fluorit, Koralle
c Rücken/Wirbelsäule: Apatit, Fossilien (Orthoceras), Magnesit, Rauchquarz
d Zähne: Bernstein, Fluorit

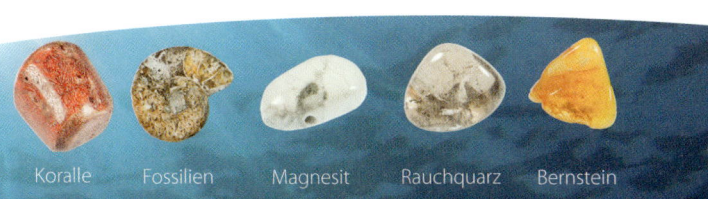

Koralle   Fossilien   Magnesit   Rauchquarz   Bernstein

Literatur

Alexander Lauterwasser: Wasser Klang Bilder: Die schöpferische Musik des Weltalls. AT Verlag, Aurau/München, 2002.

Michael Gienger: Lexikon der Heilsteine. Von Achat bis Zoisit. Neue Erde, Saarbrücken, 2000.

Michael Gienger/Joachim Goebel: Edelsteinwasser. Herstellung, Anwendung, Wirkung. Neue Erde, Saarbrücken, 2006.

Michael Gienger/Joachim Goebel: Wassersteine. Das Handbuch zum Edelsteinwasser. Neue Erde, Saarbrücken, 2007.

Werner Kühni/Walter Holst: Taschenlexikon der Heilsteine. AT Verlag, Baden/München, 2004.

Sun Bear/Wabun: Das Medizinrad: Eine Astrologie der Erde. Goldmann, München, 2005.

Walter Schumann: Edelsteine und Schmucksteine: Alle Arten und Varietäten. 1900 Einzelstücke. BLV, München, 2011.

Heiner Vollstädt/Rolf Baumgärtel: Edelsteine. Enke, Stuttgart, 1982.

Über die Autorin

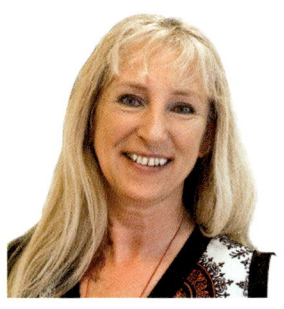

Ulla Rosenberger hat im Rahmen ihrer Ausbildung zur Goldschmiedemeisterin den Zugang zur Geologie, Mineralogie und Gemmologie (Bestimmung von Edelsteinen) gefunden. Seit über 20 Jahren beschäftigt sie sich täglich damit. Seit vielen Jahren arbeitet sie im Schirner Mineralienparadies in Darmstadt. Darüber hinaus verfügt sie über eine abgeschlossene pädagogische Ausbildung.

Bildnachweis

Fotografien & Bildgestaltung der Heilsteine:
Arne Gutowski, Schirner

Gestaltung der Illustrationen auf S. 9:
Ulla Rosenberger

Von der Bilddatenbank Fotolia:
S. 4: Fotolia_#45099291 (© Jag_cz)
S. 9: Fotolia_#17477297 (© joda), #2609975 (© jakezc),
#35167149 (© SG- design),
S. 10: Fotolia_#32198532 (© www.frankgoellner.de)
S. 14-15: Fotolia_#54303535 (© Benjamin Nickel)
S. 17: Fotolia_#51415727 (© Gina Sanders)
S. 18: Fotolia_#25269915 (© womue)
S. 19: Fotolia_#42920486 (© by-studio)
S. 34: Fotolia_#40348612 (© shyshka)
S. 39: Fotolia_#37083747 (© Pixelwolf)
S. 46: Fotolia_#49867884 (© unpict)
S. 47, 50-109: Fotolia_#6877166 (© Derek Broussard),
www.fotolia.de